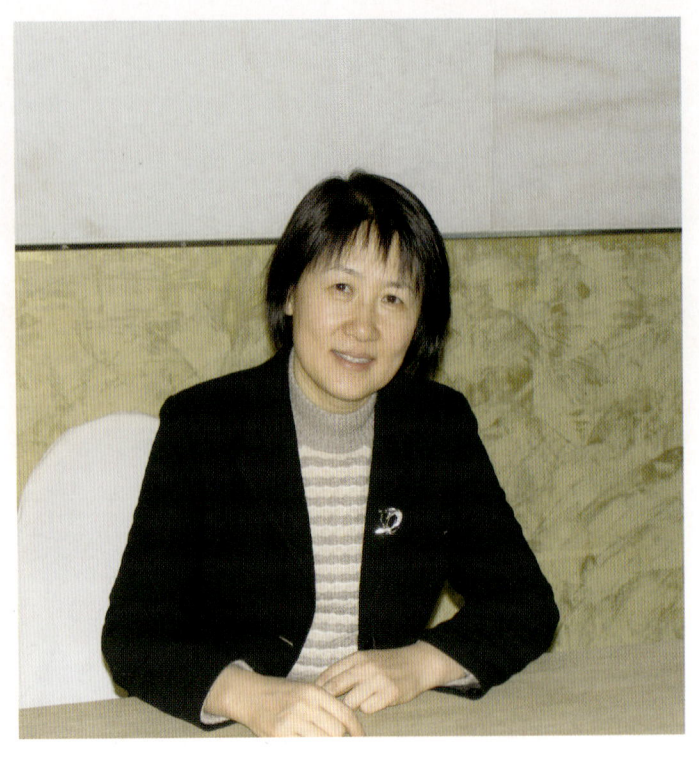

周丽雅，女，消化病学专家，1957年出生，北京大学第三医院消化科主任、教授、主任医师、博士生导师。1982年毕业于北京医科大学，自1992年至1998年曾先后在日本顺天堂大学医院、洛杉矶医学中心以及香港中文大学学习。现任中华医学会消化病学分会常委、中华医学会消化内镜学分会常委、《中华消化杂志》、《中国临床药理学杂志》等多家杂志编委。主要研究方向是胃肠道疾病的诊断与治疗，尤其是胃肠道早癌的诊断与治疗、幽门螺杆菌（*Helicobacter Pylori,* Hp）感染及相关疾病。1992年，她在国内率先开展了早期胃癌的EMR治疗。近年来，她在放大内镜诊断NERD方面取得了很好的结果。她承担了多项国家级及部委级课题。在山东开展的"Hp与胃癌关系的人群干预研究8年随访结果"在2005年美国DDW学术周上大会报告并被选为最佳40篇(Top40)学术研究成果之一。

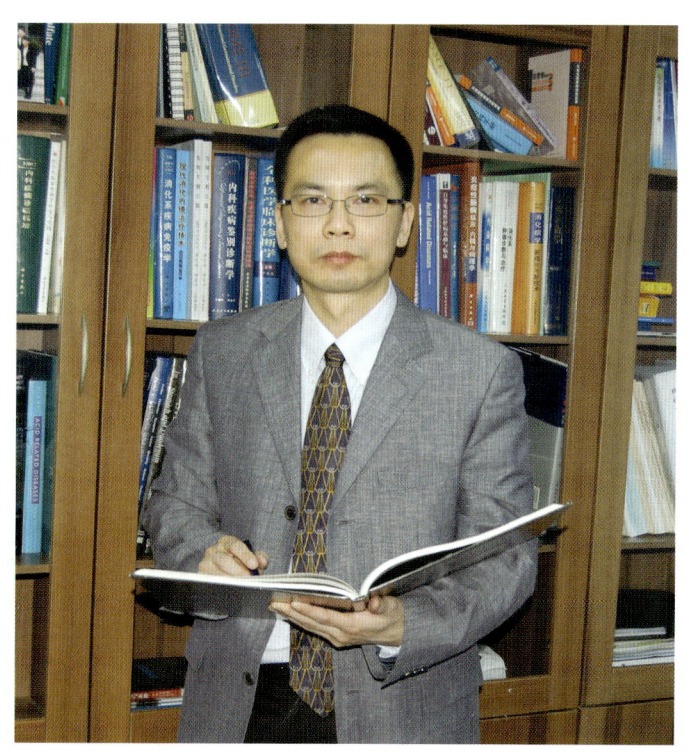

　　陈旻湖，男，教授，博士生导师。1984年毕业于中山医科大学，1990年获医学博士学位，曾在澳大利亚新南威尔士大学作博士后研究两年余。现为中山大学附属第一医院内科主任兼消化内科主任。中国医师协会消化病分会副主任委员，中华医学会消化病学分会委员，胃肠动力学组委员，炎症性肠病协作组成员，广东医学会消化病学分会及消化内镜学分会常务委员。为《消化病学论坛杂志》的副主编，《中华消化杂志》、《中华全科医师杂志》等多家杂志编委。主持包括国家自然科学基金、教育部新世纪优秀人才基金、卫生部临床学科重点项目、教育部博士点基金等10多项科研项目。在国内外杂志发表论文130多篇，研究成果获教育部自然科学奖一等奖、原国家教委科技进步二等奖、广东省科技进步二等奖、中华医学奖三等奖各一项。主编出版专业书籍5本，参编10余本。近年来致力于胃食管反流病的临床研究，已在国内外杂志发表相关文章多篇。

胃食管反流病

主　　编　周丽雅　陈旻湖
名誉主编　林三仁　胡品津

北京大学医学出版社

图书在版编目（CIP）数据

胃食管反流病/周丽雅，陈旻湖主编．—北京：北京大学医学出版社，2007.4
ISBN 978-7-81116-232-5（2008.1重印）

Ⅰ.胃… Ⅱ.①周… ②陈… Ⅲ.食管反流—诊疗 Ⅳ.R571

中国版本图书馆CIP数据核字（2007）第024346号

胃食管反流病

主　　编：周丽雅　陈旻湖
出版发行：北京大学医学出版社（电话：010-82802230）
地　　址：(100083) 北京市海淀区学院路38号　北京大学医学部院内
网　　址：http://www.pumpress.com.cn
E-mail：booksale@bjmu.edu.cn
印　　刷：北京瑞达方舟印刷有限公司
经　　销：新华书店
责任编辑：刘　燕　　责任校对：杜　悦　　责任印制：郭桂兰
开　　本：787mm×1092mm　1/16　印张：9.75　插图：10　字数：255千字
版　　次：2007年4月第1版　2008年1月第2次印刷　印数：3001-6000册
书　　号：ISBN 978-7-81116-232-5
定　　价：32.00元

版权所有，违者必究
（凡属质量问题请与本社发行部联系退换）

本书由
北京大学医学部科学出版基金
　　　　　　　　　资助出版

作者名单

(以姓氏笔画为序)

王 锟	王爱英	刘 诗	刘 红	刘建军
孙 刚	孙晓红	汤玉茗	齐 颖	李延青
杨云生	邹多武	陈旻湖	周丽雅	房殿春
郑 娟	侯晓华	柯美云	段丽萍	胡品津
夏志伟	秦鸣放	袁耀宗	郭 旭	崔荣丽
熊理守	薛 艳			

序

胃食管反流病（gastroesophageal reflux disease，GERD）的发病率在世界范围内呈逐年上升趋势。但当前我国对GERD的基本概念认识不足且没有达成一致，这种情况影响着我国在GERD方面的诊疗和研究进展，有关GERD研究和诊断治疗的总体水平不尽人意，因此有必要形成统一的认识基础。

当前世界上相继产生了五个有关GERD的共识意见，很多基本概念已经广泛达成共识。我国必须尽快接受这些观点，广泛宣传，尽快采用，以便与国际接轨。但对于那些尚未完全达成一致的方面，我国学者应尽快加入该领域的工作，以便开展更为深入的研究。

2006年8月26日在海南三亚召开了全国胃食管反流病学术研讨会，有关反流的症状群和定义在此次会议上已基本明确并达成共识：GERD是指胃内容物反流引起不适症状和／或并发症的一种疾病；它的典型症状是烧心和反流；反流相关的症状对患者生活质量产生明显负面影响时就称为不适（troublesome）。这些对于我们在GERD的鉴别诊断上有很大的帮助。

有关GERD常用的诊断方法世界各国不尽相同。我国GERD流行病学的研究文献较为丰富，我国在GERD诊断方面也有自己的特点，不同于世界各国的是强调了对拟诊GERD的患者首选内镜检查，它可以尽早确诊糜烂性食管炎（erosive esophagitis，EE）、Barrett食管以及相关性炎性狭窄和食管腺癌。而对于国内尚未广泛开展的比较复杂的操作如24小时pH监测一般在临床的一些基本检查如内镜及PPI试验不足以做出诊断时才采用。这样就大大缩短了GERD的整体确诊时间。

当前临床工作中常用的相关检查应包括：①症状；②内镜；③PPI试验；④24小时pH监测。明确了PPI试验的本质是充分强调了症状与酸之间的关系，它也是属于反流相关的检查。

在NERD的研究方面，我国和世界各国都充分重视食管下段鳞状上皮细胞间隙增宽（dilated intercellular spaces，DIS）的研究，抑酸可以使DIS恢复，认为它可以作为胃食管反流病非常重要的指征，灵敏性及特异性均较高，有望在将来成为反流病诊疗中重要的临床指标。但由于近期有文献提出在应激等其他情况下也存在DIS的现象，故有关DIS在GERD中的作用今后仍需继续深入研究。

世界各国对于Barrett食管的诊断存在两大主流意见，即以食管远端黏膜被柱状上皮所取代为诊断标准或柱状上皮必须存在肠上皮化生为标准。由于我国关于Barrett食管的研究不够深入，目前建议采用的定义为：食管下段的鳞状上皮被柱状上皮所替代的一种病理现象。但鉴于肠上皮化生在Barrett食管的重要性，尤其是它与食管腺癌的重要关系，因此在诊断时必须注明Barrett食管是胃上皮化生型抑或是肠上皮化生型。鉴于内镜下观察胃食管交界处的定位方法及食管下段柱状上皮病变黏膜的确定是内镜下正确诊断Barrett食管的重要根据，明确上述指标是提高Barrett食管诊断水平的重要一环。

在治疗方面，一旦确诊为GERD，要给予足量的PPI治疗，疗程至少8周，且要观察疗效；而关于动力药在其中所起的作用，目前认为仅起辅助作用。仅有少数病例需外科手术治疗，一般由较熟练的医师操作。但对于外科手术治疗尚需进一步长期追踪观察其疗效。

我国在GERD方面研究的尚不充分，今后我们的任务仍然很重，需要我们在多个领域做更为深入的研究，例如应继续进行关于我国GERD的大宗人群发病率的流行病学调查研究，以得出我国GERD的真实发病率；GERD相关发病机理有待进一步研究；有关GERD的诊疗标准仍需进一步完善；应加强无线pH监测、特殊内镜检查等新技术的临床应用研究；加强Barrett食管的发病情况、诊断方法及其与食管腺癌关系等相关方面的研究；继续研究GERD治疗方法及疗效观察；继续研究内镜治疗和外科手术的疗效及追踪中远期转归等。相信在不远的将来我国在GERD方面会有突出的进展。

本书编者为我国消化界后起之秀，在GERD方面都有很深的造诣，所有参写作者也都有很丰富的临床研究经验和诊治水平；因此本书具有很高的学术水平和实用价值，是当今国内最为全面的一本有关GERD的专著，无疑本书将对我国GERD的研究和临床诊治水平的提高有重要影响。

名誉主编　林三仁　胡品津
2007年1月10日

目 录

第一章 胃食管反流病的定义和流行病学 .... 薛艳 周丽雅 1
- 第一节 定义 1
- 第二节 流行病学 1
- 第三节 GERD 对生存质量的影响 6

第二章 胃食管反流病的病理生理学 .... 刘诗 侯晓华 11
- 第一节 胃食管交界处因素 11
- 第二节 胃、十二指肠因素 12
- 第三节 食管因素 14
- 第四节 遗传因素 15

第三章 胃食管反流病的诊断 .... 孙晓红 柯美云 18
- 第一节 临床表现 18
- 第二节 检查方法 19
- 第三节 诊断和鉴别诊断 23

第四章 胃食管反流病的并发症 .... 李延青 刘红 28

第五章 糜烂性食管炎 .... 袁耀宗 汤玉茗 33
- 第一节 病理生理学 33
- 第二节 临床表现 34
- 第三节 诊断 35
- 第四节 治疗 37

第六章 非糜烂性反流病 .... 熊理守 陈旻湖 41
- 第一节 定义 41
- 第二节 自然病程 41
- 第三节 发病机制 42
- 第四节 亚型研究 43
- 第五节 诊断方法 44
- 第六节 药物治疗 48

第七章 非心源性胸痛 .... 郑娟 胡品津 51
- 第一节 定义 51
- 第二节 自然病程 52
- 第三节 病理生理学 52
- 第四节 临床表现 55
- 第五节 诊断 56
- 第六节 治疗 58

第八章　胃食管反流病的食管外表现 ………………………………… 邹多武 64
第一节　流行病学 …………………………………………………… 64
第二节　发病机制 …………………………………………………… 65
第三节　诊断 ………………………………………………………… 65
第四节　治疗 ………………………………………………………… 67

第九章　Barrett 食管 …………………………………………………… 房殿春 70
第一节　流行病学 …………………………………………………… 70
第二节　病因和发病机制 …………………………………………… 70
第三节　病理 ………………………………………………………… 71
第四节　临床表现 …………………………………………………… 72
第五节　辅助检查 …………………………………………………… 72
第六节　并发症 ……………………………………………………… 74
第七节　诊断与鉴别诊断 …………………………………………… 75
第八节　治疗 ………………………………………………………… 75
第九节　预防与监测 ………………………………………………… 76

第十章　老年胃食管反流病 …………………………………………… 夏志伟 齐颖 79
第一节　流行病学 …………………………………………………… 79
第二节　老年胃食管反流病发病机制的特点 ……………………… 79
第三节　老年胃食管反流病患者的临床表现特点 ………………… 82
第四节　老年胃食管反流病的诊断及治疗 ………………………… 83

第十一章　小儿胃食管反流病 ………………………………………… 刘建军 周丽雅 87

第十二章　胃食管反流病和系统性疾病 ……………………………… 郑娟 胡品津 91

第十三章　胃食管反流病的内镜治疗 ………………………… 杨云生 郭旭 孙刚 100

第十四章　胃食管反流病的外科治疗 ………………………………… 秦鸣放 105

第十五章　胃食管反流病的诊断方法与图例 ………………………………… 110
第一节　胃镜 ………………………………………………… 薛艳 周丽雅 110
第二节　X 线 ………………………………………………………… 王爱英 110
第三节　24 小时食管 pH 监测 ……………………………… 刘建军 周丽雅 111
第四节　胆汁监测 …………………………………………… 薛艳 周丽雅 116
第五节　食管阻抗监测 ……………………………………… 薛艳 周丽雅 118
第六节　食管压力测定技术在胃食管反流病中的应用 …… 王琨 段丽萍 121
第七节　组织病理学 ………………………………………………… 崔荣丽 129
第八节　电子显微镜 ………………………………………… 薛艳 周丽雅 133

附：中国胃食管反流病共识意见 ……………………………………………… 136

第一章 胃食管反流病的定义和流行病学

第一节 定义

一、GERD的定义

胃食管反流病（gastro-esophageal reflux disease，GERD）是一种慢性疾病，对人们的生活质量有显著的影响。1935年Winklestein首先描述GERD[1]。接下来的70多年中，人们对GERD逐渐有了更深入的研究。目前GERD的定义为过多的胃－十二指肠内容物反流入食管，引起反酸、烧心、反食等症状，并可有非心源性胸痛、支气管哮喘、慢性咽喉炎等食管外的表现[2]。

既往，GERD被认为是一种疾病谱，该疾病谱的一端为有典型的胃食管反流的症状(烧心、反酸等)但是内镜下没有食管黏膜损伤的证据，即 非糜烂性反流病 （non-erosive reflux disease, NERD），另一端为糜烂性食管炎（erosive esophagitis, EE）及 GERD 的并发症(食管溃疡、食管狭窄、Barrett食管及食管腺癌等)[3,4]。近年来，Fass等提出摒弃GERD作为一种疾病谱的概念模式，而将其分为三个独立的类型：NERD、糜烂性食管炎和Barrett食管，也可称为 GERD 相关性疾病[5]。

NERD是指存在反流相关不适症状，但内镜下未见食管黏膜破损。EE是指内镜下可见食管远端黏膜破损。Barrett食管是指胃食管连接处近端的食管鳞状上皮被含有肠化的柱状上皮取代。[6]在 GERD 的三种疾病形式中，NERD 最常见，占 GERD 的 65%～70%。EE可以合并食管狭窄、溃疡和消化道出血。Barrett食管有发展为食管腺癌的风险。这三种疾病之间相互关联及进一步进展的关系需要进一步的研究。[5]

二、反流症状群

反流的典型和常见症状是反酸和烧心，其它较少见或不典型的相关症状包括以下一种或多种：上腹痛、胸痛、嗳气、腹胀、上腹不适、吞咽困难等，还有食管外症状如咳嗽、哮喘、非心源性胸痛、声音嘶哑、喉炎、肺纤维化，甚至龋齿等[7]。

烧心是指胸骨后烧灼感，反酸是指胃内容物反流入口腔或下咽部的感觉[6]。这两种症状是 GERD 的主要症状。关于 GERD 的食管外表现将在单独章节详细叙述。

第二节 流行病学

一、发病率

GERD 症状发病率的研究主要基于问卷调查或电话随访。西欧和北美 GERD 症状的发病率（至少每周有一次烧心和/或反酸）为10%～20%[8, 9]。法国一项全国范围内的调查发现31.3%的人曾有过GERD的典型症状，7.8%的人每周至少有一次GERD的典型症状[10]。西班牙一项大规模流行病学调查结果发现GERD的患病率为15%[11]。在美国，整群调查表明44%的成年人每月至少有一次烧心症状[12]。

在亚洲，各国报道的发病率不同，但通常比较低。W.M.Wong[13]等对2209名中国人进行的研究表明，每月、每周、每日有烧心症状的人分别为29.8%、8.9%和2.5%。在Yasuhiro Fujiwara[14]等对6035名日本人进行的调查中，44.1%在过去的一年中有烧心症状。2.1%的病人每日有症状，4.6%每周有2次症状，12.8%每月有2次症状，24.7%每月症状少于2次。Young-Seok Cho等[15]的研究中，在韩国至少每月有一次烧心症状、至少每周有一次烧心症状 及至少每周有两次烧心症状者分别占 4.71%、2.0%和1.3%。新加坡居民GERD症状的发病率为 10.5%[16]。

1999年潘国宗、许国铭等[17]对上海、北京两地的成年人进行的问卷调查表明，GERD症状的患病率为5.77%，其中糜烂性食管炎的患病率为1.92%。2006年，熊理守等[18]的研究表明，中国广东省GERD的发病率为2.4%。2004年周丽雅等对山东半岛587例40岁以上的农民进行内镜检查表明糜烂性食管炎在该人群中的发病率15%[19]，2006年，张莉等[20]再次对山东半岛40岁以上农民进行内镜检查表明糜烂性食管炎在该人群中的发病率18.2%。北京大学第三医院内镜室的资料表明，1995～2004年的10年中糜烂性食管炎的内镜检出率占接受内镜检查人数的4.1%[21]。李兆申等[22]的研究中，糜烂性食管炎在1990～1999年平均内镜检出率为2.02%。在Yasuhiro Fujiwara[14]等的研究中，日本GERD的发病率为6.6%。Akdamar等[23]曾对355名健康志愿者行胃镜检查，结果发现糜烂性食管炎患者占8.5%。Modh Said Rosaida 等[24]在亚洲的多中心的研究中发现，在1000名因消化不良就诊的患者，38.8%诊断为GERD，13.4%诊断为糜烂性食管炎。Barrett食管的发病率相对较低，英国的一项研究表明在接受胃镜检查的患者中，Barrett食管的检出率为1.4%。美国一项对GERD病人的研究发现，GERD病人中，Barrett食管的发病率为13.2%[25]。

二、GERD的影响因素

有报道认为西方国家中GERD发病率较非西方国家高[12]，还有研究者认为GERD在白种人中发病率高，而在亚洲及非洲－加勒比地区发病率低[26]。亦有报道认为GERD和年龄、性别、饮食因素、肥胖等有关[12]。

1. 地区和种族因素　疾病发病率的种族和地区因素日益受到人们的关注，因为这和环境及遗传对疾病的影响有关，这可以使人们深入地了解疾病的发病机制，并有助于指导疾病的治疗。许多研究者都认为西方国家中GERD的发病率较非西方国家高。在西方国家，GERD的发病率为20%～40%，而在亚洲为5%～17%[27]。表1-1为应用问卷调查得出的不同国家3个月内烧心、反酸症状的发病率[28]。

最近的流行病学研究发现，在日本经内镜证实的糜烂性食管炎的发病率为14%～16%，这一数值和西方国家的发病率相似，但是严重的食管炎发病率较西方国家低[25]。Ho 等报道1994年香港GERD症状的发病率为1.6%[29]，2001年再次调查表明烧心症状的发病率上升到10.6%[30]。在马来西亚糜烂性食管炎1991～1992年的发病率为2.7%，2000～2001年发病

表1-1　不同国家3个月内烧心、反酸症状的发病率

	人数	烧心(%)	反酸(%)
美国	1020	22.2	18.7
加拿大	1036	16.8	10.5
北欧国家	1010	13.6	10.3
荷兰	502	10.6	6.0
意大利	999	8.7	9.5
瑞士	514	5.1	4.5
日本	500	9.8	3.6

率为9.0%[31]。以上数据表明在亚洲国家GERD的发病率呈上升趋势。周丽雅等[20]的研究中，1995～2004年10年间EE的检出率分别为2.4%、2.8%、3.9%、2.8%、3.0%、4.0%、3.8%、4.6%、5.0%、8.1%，可以看出EE的内镜检出率呈上升趋势。李兆申等[22]的研究1990～1999年EE检出率为2.02%，而2000～2004年EE检出率上升至5.11%，与前10年相比，近年来EE的检出率增高。

许多流行病学的资料提示GERD的发病率和种族有关。在美国顺次收集2477例行胃镜检查的病人，发现GERD的并发症如溃疡、狭窄、Barrett食管等在白人中最高(12.3%)，其次为西亚人包括印度人和巴基斯坦人（4.8%）、黑人(4.8%)、东亚人（0）（$P<0.001$）[32]。英国1101例经内镜诊断为反流性食管炎的病人中，81.9%为白人，14%为印第安人，5%为黑人[32]。在荷兰Zaanstreek地区，连续收集行胃镜检查的病人，发现荷兰人33%发生反流性食管炎，而该疾病在土耳其人中的发生率为9.7%[33]。在亚洲，新加坡的一项研究表明印度人

表1-2　反酸和/或烧心症状在不同时期不同人群中的发病率[26]

	国家	样本大小	年龄(岁)	应答率(%)	方法	发病率（百分比）				
						每日	每周	每月	每3个月	每年
西方国家										
Agreus等（2001年）	瑞典	1156							18.9	
Raiha等（1993）	芬兰	516	≥65	92	信件	M7.7 F14.9	26.4 32.8	53.5 66.2		
Locke等（1999年）	美国	1524	25～74	72	信件		20			57
Diaz-Rubio等（2004）	西班牙	2500	40～79	71.2	电话		9.8			31.6
Mohammed等（2004年）	英国	1533	>18	59	邮寄		21			
东方国家										
Ho等（1998年）	新加坡	696	21～95	93	面谈		1.6			
Wong等（2003年）	中国	2209	≥18	61.3	电话	2.5	8.9			29.8

每月至少发生一次烧心和/或反酸症状者为7.5%，马来西亚人为3.0%，而中国人仅为0.8%[29](表1-2)。

2. 年龄　关于年龄对GERD发病率的影响，各家报道不一致。一些研究认为在老年人中GERD症状更常见[34]。而有些研究认为GERD症状与年龄无关[35]。A Ruigomez等[35]对英国人群的研究表明，69岁以前，男性和女性的发病率平稳上升，69岁以后发病率轻度下降。男性和女性发病率最高的年龄段均为60～69岁。性别之间的差异表现在50岁以上的年龄段中，女性的发病率较男性稍高(1.3∶1)。K.Fujimoto[27]的研究发现，日本男性和女性反流性食管炎的发病率相似，分别为15.5%和14.3%。随着年龄的增长，男性和女性GERD的发病率均上升。Yasuhiro Fujiwara等[37]的研究表明GERD的发病率与年龄及性别无关。周丽雅等[20]的研究显示≤19岁、20～29岁、30～39岁、40～49岁、50～59岁、60～69岁、70～79岁、≥80岁各组中RE检出率分别为0.6%、1.5%、2.6%、3.3%、3.7%、6.8%、11.4%、12.9%，可以看出老年人糜烂性食管炎的检出率明显高于青年人。李兆申等[22]资料显示1990～1999年间诊断EE患者中＜30岁105例，30～39岁247例，40～49岁404例，50～59岁455例，＞60岁616例，亦说明老年人糜烂性食管炎检出率高于青年人。张莉等[20]对山东半岛农民进行胃镜检查，结果发现301名≤60岁的被调查者中44人发生糜烂性食管炎（14.6%），而255名＞60岁的被调查者中57人（28.7%）发生糜烂性食管炎，60岁以上人群糜烂性食管炎的发生率高于60岁以下者（$P < 0.05$）。

3. 性别　GERD发病率是否受性别的影响，目前的看法也不一致。有人认为GERD的发病率在男性和女性不同，有人认为GERD的发生和性别无关。Joachim Labenz等[38]对德国人群的前瞻性研究提示，男性为GERD的危险因素(OR = 1.590)。而Mona Lin等[39]的研究中，在有GERD症状的人群中，内镜下表现的严重程度在男性和女性差异无显著性。但是女性中Barrett食管的发生率似乎低于男性，而女性GERD症状的严重程度要高于男性。周丽雅等[21]的资料显示男性患者中EE的检出率为4.7%，女性患者检出率为3.2%（$P<0.01$）。李兆申等[22]的研究中发现EE的男女性别比为3.4∶1，可以看出男性糜烂性食管炎患者比例高于女性。2006年张莉等[20]对山东半岛农民进行胃镜检查结果发现，男性糜烂性食管炎的检出率高于女性。

4. 生活方式　有研究提示肥胖、高脂肪饮食及其它生活方式与GERD发病率有关。S.Nandurkar等[40]对211人的调查发现，体重指数（BMI）＞25的人，10.3%经常有烧心的症状发生，BMI≥30者，15.9%经常发生烧心的症状，而BMI≤25的人，只有4.2%经常发生烧心的症状。提示BMI和GERD症状的发生相关。H B El-Serag等[41]发现高脂肪摄入和GERD症状及糜烂性食管炎的发生呈正相关，而纤维素摄入和GERD症状呈负相关。Joachim Labenz等[37]发现经常饮酒和吸烟与严重的食管炎呈正相关(OR分别为1.706和1.333)。M Nilsson等[42]对GERD危险因素进行的研究表明吸烟和过多的食盐摄入可能为GERD的危险因素，而体育锻炼和高纤维素饮食可能为GERD的保护因素，饮酒、咖啡和茶与GERD的发生无关。在陈惠新等[43]对GERD危险因素的研究中，BMI增加并不是GERD发生的危险因素，而离婚、分居或丧偶人群倾向于发生GERD，工作压力大也可能是GERD的危险因素。张莉等[20]对山东半岛农民进行胃镜检查结果发现，吸烟、饮浓茶、服用非甾体类抗炎药（NSAIDs）、务农时间长、患者齿状线距门齿的长度短与发病明显相关，身高、体重、腹围、体重指数、饮酒、特殊饮食习惯等与之无关。

5．遗传　遗传因素对GERD的发生可能有一定的影响，但是两者之间的确切联系还不明确。I.Mohammed等[44]对GERD发生的危险因素进行了多因素分析，认为家庭中有上消化道疾病史为GERD发生的危险因素。Romero等[45]发现有Barrett食管或食管腺癌家族史的人更容易发生GERD，而环境因素对于GERD的发生也有一定的影响。

6．食管裂孔疝　食管裂孔疝（hiatus hernia，HH）的存在和严重GERD的发生相关。食管裂孔疝引起GERD的主要机制是破坏胃食管连接处的生理结构，从而引起一系列病理生理学的改变。HH病人膈食管韧带和膈脚的支撑作用削弱，裂孔增大。胃食管连接部移位到膈肌以上，位于呈负压的胸腔内，并且其长度随着移位而缩短。这样膈脚不再起着加强LES区域的作用，从而使局部抗反流作用减弱。HH不是GERD的唯一或始动因素，但却是GERD发展并加重的持续因素[46]。

7．幽门螺杆菌和GERD的关系　众所周知，幽门螺杆菌（Helicobacter pylori，Hp）和许多消化道疾病有关，包括消化性溃疡、胃癌、黏膜相关淋巴组织淋巴瘤等。但是Hp感染和GERD的关系还不十分明确。胃体部Hp感染者在根除Hp后胃体炎症消退，壁细胞泌酸功能恢复，加上Hp根除后不再产生氨中和胃酸，所以提出在泌酸增高的情况下易发生胃食管反流。流行病学资料显示在20世纪发达国家Hp感染率下降，与之平行的是GERD发病率上升[47,48]。而在Hp感染率高的国家，GERD的发病率低[49]。关于GERD病人中Hp感染率各家报道不一致。在一个对欧洲及美洲国家人群的Meta分析中，共10个研究，有5个提示在反流性食管炎的病人Hp感染率（25%～60%，平均37.6%）较正常对照（5%～35%，平均22.8%）高。另外5个提示在反流性食管炎的病人，Hp感染率（29%～76%，平均42.2%）较正常对照（42%～82%，平均53%）低[50]。周丽雅等[20]的研究中，糜烂性食管炎患者Hp检出率为23.5%，而接受内镜检查者平均Hp检出率为42.3%（差异有显著性）。张莉等[20]对山东半岛农民进行胃镜检查结果发现，糜烂性食管炎组Hp感染率为37.5%，非糜烂性食管炎组Hp感染率为54.5%。

日本和美国的研究资料表明在Barrett食管、轻度食管炎和正常对照组中Hp的感染率分别为23.5%（0～38.5%）、34.5%（29%～41%）和52.3%（28.4%～76%）[51-55]。另有报道表明Hp和GERD的严重程度相关，重度食管炎的病人Hp感染率低。Shirota等的研究发现在严重的反流性食管炎、轻度反流性食管炎和正常对照组中，Hp的感染率分别为14.8%、47.8%和60.7%。香港J.C.Y.Wu等[56]对225名GERD病人的研究也发现重度食管炎较轻度食管炎Hp感染率低。

因此有学者提出Hp对GERD的发生起保护作用，而有的作者则认为Hp与GERD的发生无关。

C.A.Fallone等对101名病人的研究发现Hp感染和GERD的严重程度无关[57]。2003年亚太地区消化病学术周讨论提出Hp感染和GERD的发病无明显关系。对Hp阳性的GERD患者长程质子泵抑制剂（proton pump inhibitor，PPI）治疗会加快萎缩性胃炎的发展，故建议治疗前根除Hp[58]。

第三节 GERD对生存质量的影响

一、GERD对病人生活质量的影响

GERD对病人生活质量的影响主要表现为GERD症状（烧心、反酸）对病人生活质量的影响。Dimenas等[59]应用Psychological General Well-Being Index（PGWBI）量表的研究发现，GERD病人生活质量的评分低于未治疗的十二指肠球溃疡、轻度心衰及心绞痛。Revicki等[60]的报道中，GERD对病人躯体疼痛及生理机能的影响高于糖尿病和高血压。

中国陈惠新等[43]对南方社区人群中GERD症状人群生活质量进行了研究。该研究应用SF-36量表。其中包括9个维度：生理机能、生理职能、情感职能、社会功能、躯体疼痛、精力、一般状况、精神健康及健康变化。结果发现，GERD组生活质量明显下降。且GERD组生活质量下降与症状的严重程度和发作频率呈相关性（表1-3）。

表1-3 GERD组与对照组的生活质量比较

SF-36	对照组（166例）	GERD组（83例）	P值
生理机能	95.0 ± 9.8	84.3 ± 22.0	0.000
生理职能	90.1 ± 27.6	51.8 ± 47.0	0.000
情感职能	86.1 ± 32.9	56.2 ± 46.0	0.000
社会功能	80.3 ± 12.1	65.3 ± 17.7	0.000
精神健康	68.7 ± 11.6	61.4 ± 13.8	0.000
精力	68.5 ± 11.4	54.8 ± 14.5	0.000
躯体疼痛	90.0 ± 14.6	68.9 ± 22.7	0.000
一般状况	69.9 ± 18.7	51.0 ± 19.8	0.000
健康变化	48.5 ± 17.3	41.9 ± 20.3	0.008

二、GERD的花费

GERD对经济的影响，应该包括其直接的花费和间接的花费。后者主要包括因GERD症状而影响了病人的生产能力及日常活动。

在各国GERD均导致重大的经济负担，需要消耗很大一部分医疗资源。各国目前用于GERD的治疗费用巨大。以英国为例，2000年英国用于治疗消化不良和GERD的药物总费用为4.61亿英镑，其中，PPI药物的费用为3.28亿英镑，H_2受体阻滞剂为8400万英镑，抗酸药为2400万英镑。消化不良和GERD治疗的费用占到了初级医疗机构所有医疗费用的2%。[61]

美国的一项大型研究表明，GERD病人的生产能力总体下降41%，使全国生产总值下降3%。这是个相当可观的数字。[62]

总之，从以前的研究中可以看出，GERD对病人生活质量的影响高于常见的高血压、糖尿病、冠心病、消化性溃疡等疾病，因此在GERD的诊治过程中，应加强对GERD的认识，临床医师更应注意病人生活质量的改善情况。GERD 的治疗费用也是人们关注的问题，在今后研究中，对于 GERD 的治疗应找出更经济的治疗方案和治疗方法。

（北京大学第三医院消化科　薛艳　周丽雅）

参考文献

1. C.Gordon, J. Y. Kang, P. J. Neild．The role of the hiatus hernia in gastro-oesophageal reflux diaseae. Aliment Pharmacol Ther，2004，719-732
2. Ronnie Fass．Epidemiology and pathophysiology of symptomatic gastroesophageal reflux disease. Am J Gastroenterol 2003，98 Suppl.: S2-S7
3. Richter JE. Long-term management of gastroesophageal reflux disease and its complications. Am J Gastroenterol 1997，92(suppl 4): S30-5
4. Fass R. Focused clinical review: nonerosive reflux disease.Medscape Gastroenterol，2001，3:1-15
5. Fass R, Ofman JJ. Gastroesophageal reflux disease-should we adopt a new conceptual framework? Am J Gastroenterol，2002，97: 1901-9
6. Nimish Vakil, Sander V.Van Zanten, Peter Kahrilas et al. The Montreal Definition and Classification of Gastroesophageal Reflux Disease: A Global Evidence-Based Consensus. Am J Gastroenterol，2006，101;8:1900-1920
7. Wai-man Wong, Ronnie Fass．Extraesophageal and atypical manifestation of GERD．Journal of Gastroenterology and Hepatology, 2004,19：S33-S34
8. Stanghellini V. Relationship between upper gastrointestinal symptoms and lifestyle, psychosocial factors and comorbidity in the general potulation:Results from the domestic/international gastroenterology surveillance study(DIGEST).Scand J Gastroenterol，Suppl 1999，231:29-37
9. Dent J, EI-Serag HB, Wallander MA, et al. Epidemiology of gastro-esophageal reflux disease: A systematic review.Gut 2005，54:710-717
10. Bretagne JF,Richard-Molard B, Honnorat C et al. Gastroesophageal reflux in the French general population:national survey of 8000 adults.Press med, 2006，35:23-31
11. Ponce J, Vegazo O, Beltran B, et al. Prevalence of gastroesophageal reflux disease in Spain and associated factors. Aliment Pharmacol Ther，2006，23:175-184
12. Shaheen, Nicholas,Provenzale. The epidemiology of gastroesophageal reflux disease; The American Journal of Medical Science，2003，326(5): 264-273
13. W. M. Wong, K. C. Lai, K. F. Lam，et al. Prevalence, clinical spectrum and health care utilization of gastro-oesophageal reflux disease in a Chinese population：a population-based study. Aliment Pharmacol Ther，2003，18: 595-604
14. Yasuhiro,Fujiwara, Dazuhide Higuchi, Yoko Watanabe,et al. Prevalence of gastroesophageal reflux disease and gastroesophageal reflux disease symptoms in Japan. Journal of Gastroenterology and Hepatology，2005，20：26-29

15. Young-Seok Cho, Myung-Gyu Choi, Jeong-Jo Jeong et al. Prevalence and Clinical Spectrum of Gastroesophageal Reflux: A population-Based study in Asan-si, Korea. Am J Gastroenterol, 2005, 100:747-753
16. Shen L Lim, Wee Teck Go, Jen-Mai J Lee, et al. Changing prevalence of gastroesophageal reflux with changing time: Longidudinal study in an Asian population. Journal of gastroenterology and Hepatology, 2005, 20:995-1001
17. 潘国宗，许国铭，郭慧平等．北京上海胃食管反流症状的流行病学调查．中华消化杂志，1999，19：223-226
18. 熊理守，陈旻湖，陈惠新等．广东省社区人群胃食管反流病流行病学研究．中华消化杂志，2006，26：239-242
19. 周丽雅，林三仁，丁士刚等．山东地区农民人群糜烂性反流性食管炎的发病研究．中华消化内镜杂志，2005，22：101-103
20. 张莉，周丽雅，林三仁等．山东地区农民反流性食管炎相关危险因素的研究，待发表
21. 胡兆元，周丽雅，林三仁．10年2088例反流性食管炎临床分析．中华消化杂志．2005，25：717-719
22. 李兆申，王雯，许国铭等．反流性食管炎1827例临床分析．中华内科杂志，2001，40：9-12
23. Akdamar,K, Ertan A, Agrawal NM, et al. Upper gastrointestinal endoscopy in normal asymptomatic volunteers. Gastrointest Endosc, 1986, 32:78-80
24. Modh Said Rosaida, Khean-Lee Goh. Gastro-oesophageal reflux disease, reflux oesophagitis and non-erosive reflux disease in a multiracial Asian population: a prospective, endoscopy based study. European Journal of Gastroenterology and Hepatology, 2004, 16：495-501
25. Caygill CPJ, Reed PI, Johnson BJ, et al. A single centre's 20 years experience of columnar-lined (Barrett's)oesophagus diagnosis. Eur J Gastroenterol Hepatol, 1999, 11：1355-1358
26. J. Y. Kang. Geographical and ethnic differences in gastro-oesophageal reflux disease. Aliment Pharmacol Ther, 2004, 20：705-717
27. K.Fujimoto. Prevalence and epidemiology of gastro-oesophageal reflux disease in Japan. Aliment Pharmacol Ther, 2004, 20(suppl.8)：5-8
28. Stanghellini V. Three-month prevalence rates of gastrointestinal symptoms and the influence of demographic factors: results from the Domestic/International Gastroenterology Surveillance Study(DIGEST). Scand J Gastroenterol, Suppl 1999, 231：20-28
29. Ho KY, Kang JY, Seow A. Prevalence of gastrointestinalsymptoms in a multiracial Asian population with particular reference to reflux-type symptoms. Am. J. Gastroenterol.1998, 93: 1816-1822
30. Ho KY, Lim LS, Goh WT, Lee JMJ. The prevalence of gastrooesophageal reflux has increased in Asia: a longitudinalstudy in the community. J. Gastro. Hepatol. 2001, 16：A132
31. Rosaida MS, Goh KL. Opposing time trends in the prevalence of duodenal ulcer and reflux esophagitis in a multiracial Asian population, Gastroenterology, 2004, 126：A443

32. Spechler SJ, Jain SK, Tendler DA, Parker RA. Racial differences in the frequency of symptoms and complications of gastro-oesophageal reflux disease. Aliment Pharmacol Ther, 2002, 16: 1795-1800
33. Wai-man Wong, Ronnie Fass. Extraesophageal and atypical manifestation of GERD, Journal of Gastroenterology and Hepatology, 2004,19: S33-S34
34. Mold JW, Reed LE, David AB, et al. Prevalence of gastroesophageal reflux in elderly patients in a primary care setting. Am J Gastroenterol, 1991, 86: 965-970
35. Jones RH, Lydeard SE, Hobbs FD, et al. Eyspepsia in England and Scotland. Gut, 1990, 31: 401-405
36. A. ruigomez, L. A. Garcia rodriguez, M.-A.WalleanderNatural history of gastro-oesophageal reflux disease diagnosed in general practice. Aliment Pharmacol Ther, 2004, 20: 751-760
37. Yasuhiro Fujiwara, Kazuhide Higuchi, Yoko Watanabe et al. Prevalence of gastroesophageal reflux disease and gastroesophageal reflux disease symptoms in Japan. Journal of Gastroenterology and Hepatology, 2005 ,20: 26-29
38. Joachim Labenz, Daniel Jaspersen, Michael Kulig, et al. Risk factors for erosive esophagitis: a multivariate analysis based on the proGERD study initiative. Am. J. Gastroenterol, 2004, 99: 1652-1656
39. Mona Lin, Lauren B Gerson, Runa Lascar, et al. Features of Gastroesophageal Reflux Disease in Women. Am J Gastroenterol, 2004, 99: 1442-1447
40. S.Nandurkar, G.R.Locke III, S. Fett. Relationship between body mass index, diet, exercise and gastro-oesophageal reflux symptoms in a community. Aliment Pharmacol Ther, 2004, 20: 497-505
41. H B El-Serag, J A Satia, L Rabeneck.Dietary intake and the risk of gastro-oesophageal reflux disease: a cross sectional study in volunteers.Gut, 2005, 54: 11-17
42. M Nilsson, R Johnsen, W Ye, K Hveem, J Lagergren. Lifestyle related risk factors in the aetiology of gastrooesophageal reflux, Gut, 2004, 53:1730-1735
43. 陈惠新，熊理守，许岸高等. 社区人群中胃食管反流病的危险因素及其对生活质量的影响. 中华内科杂志, 2006, 45: 202-205
44. I.Mohammed, P.Nightingale, N.J.Trudgill et al. Risk factors for gastro-oesophageal reflux disease symptoms: a community study. Aliment Pharmacol Ther, 2005, 21: 821-827
45. Romero Y, Cameron AJ, Locke GR 3 rd, et al. Familial aggregation of gastroesophageal reflux disease in patients with Barrett's esophagus and esophageal adenocarninoma. Gastroenterology, 1997, 113: 1449-1456
46. 夏宜平，柯美云. 胃食管反流病的病因和发病机制.胃肠病学, 2003, 8, (4): 227-231.
47. Parsonnet J. Incidence of Hp infection. Aliment Pharmacol Ther, 1995, 9: 45-51
48. Blaser M. Hypothesis. The changing relationships of Helicobacter pylori and humans: implications for health and disease, J Infect Dis,1999,179: 1523-1530
49. Kang J, Tay H, Yap I, et al. Low frequency of endoscopic esophagitis in Asian patients. J Clin

Gastronterol,1993,16:70-73

50. K.Haruma. Influence of Helicobacter pylori on gastro-oesophageal reflux disease in Japan. Aliment Pharmacol Ther, 2004, 20(Suppl.8):40-44
51. Vicari JJ, Peek RM, Falk GW, et al. The seroprevalance of CagA-positive Helicobacter pylori strains in the spectrum of gastroesophageal reflux disease. Gastroenterology,1998,115:50-57
52. Kiltz U, Baier J, Schmidt WE, et al. Barrett's metaplasia and Helicobacter pylori infection. Am J Gastroenterol,1999,94:1985-1986
53. Vaezi MF, Falk GW, Peek RM, et al. CagA-positive strains of Helicobacter pylori may protect against Barrett's oesophagus.Am J Gastroentrol,2000,95: 2206-2211
54. Loffeld RJ, Ten Tije BJ, Arends JW. Prevalence and significance of Helicobacter pylori in patients with Barrett's esophagus. Am J Gastroenterol, 1992; 87: 1598-1600
55. Haruma K, Hamada H, Mihara M, et al. Negative association between Helicobacter pylori infection and reflux esophagitis in older patients: case control study in Japan. Helicobacter,2000, 5: 24-29
56. J.C.Y.Wu, J.J.Y.Sung, F.K.L.Chan. Helicobacter pylori infection is associated with milder gastro-oesophageal reflux disease.Aliment Pharmacol Ther, 2000, 14: 427-432
57. C.A.Fallone, A.N.Barkun, S.Mayrand, et al. There is no difference in the disease severity of gastro-oesophageal reflux disease between patients infected and not infected with Helicobacter pylori.Aliment Pharmacol Ther, 2004,20: 761-768
58. 李瑜元. 第18届亚太地区消化病学术周纪要. 中华内科杂志, 2004,(43)1, 65-66
59. Dimenas E,Glise H,Hallerback B, et al.Quality of life in patients with upper gastrointestinal symptoms. An improved evaluation of treatment regimens? Scand J Gastroenterol, 1993,28: 681-687
60. Reviki DA, Wood M, Maton PN, et al. The impact of gastroesophageal reflux disease on health-related quality of life. Am J Med,1998,104:252-258
61. Department of Health. Precription Cost Analysis. England,2001～2002
62. Henke CJ,Levin TR,Henning JM, et al. Work loss costs due to peptic ulcer diseas and gastroesophageal reflux diasease in a heath maintenance organization. Am J Gastroenterol, 2000, 95:788-792

第二章 胃食管反流病的病理生理学

胃食管反流病（GERD）是指过多胃、十二指肠内容物反流入食管引起烧心、反酸等症状，并可导致食管炎和咽、喉、气道等食管以外的组织损害。胃食管反流病是由多种因素造成的消化道动力障碍性疾病，其病理生理机制主要是由于抗反流防御机制下降和反流物对食管黏膜的攻击作用。本文将从胃食管交界处因素、胃十二指肠因素、食管因素、遗传因素四个方面来阐述胃食管反流病的病理生理机制。

第一节 胃食管交界处因素

胃食管交界处位于横膈膜水平，它的组织结构包括下食管括约肌（lower esophageal sphincter, LES）、膈肌脚、膈食管韧带、His角等。胃食管交界处相当于阀门，能有效阻止胃内容物的反流，其抗反流屏障功能主要依赖于LES和膈肌脚的功能。LES由平滑肌组成，长约4cm；膈肌脚由骨骼肌组成，长约2cm，环绕在近端LES外。正常时LES和膈肌脚在胃食管交界处形成一高压带，能有效防止胃内容物反流。静息状态下，LES的张力和长度起主要的抗反流屏障作用。在深吸气和腹内压升高时，膈肌脚收缩叠加在LES上，起到抗反流第二道防线的作用。胃食管交界处的抗反流屏障功能的检测方法为LES腔内压测定，近来研究证明呼气末LES腔内压源于LES，而吸气末LES腔内压源于膈肌脚的张力[1]。

一、下食管括约肌压力异常

LES腔内压（即LES静息压）受一系列生理因素、激素和药物影响，生理因素包括呼吸、体位、生理周期及胃运动。LES静息压每分钟变化很小，约5~10mmHg。呼吸过程中，吸气增加LES静息压，而呼气降低LES静息压，变化范围达30mmHg，深吸气时可增加LES静息压达100~150mmHg。LES静息压与体位变化也有关，研究证实卧位时LES静息压增加，且与卧位时腹腔内压力降低无关[2]。

早在20世纪70年代人们就认识到LES压力受食物影响，高脂食物、吸烟、饮酒、巧克力和咖啡可降低LES压力。激素和药物亦影响LES静息压[3]。胆碱能刺激、胃泌素、胃动素、P物质、胰岛素引起的低血糖可增加LES静息压，而胆囊收缩素、胰高糖素、血管活性肠肽等降低LES静息压。孕妇的孕酮水平升高，可引起LES静息压降低，但妇女每月雌激素和孕酮的生理周期变化不影响LES静息压。胃复安、吗丁林等增加LES静息压，钙通道阻滞剂、吗啡、安定等药物则降低LES静息压。

胃食管交界处的功能在GERD的发病机制中起重要作用，LES静息压和LES长度减少均可引起异常胃食管反流，导致GERD。

二、一过性下食管括约肌松弛（transient lower esophageal sphincter relaxation, TLESR）

TLESR 是指与吞咽过程无关的短时间 LES 松弛，可持续 10～45 秒。已知 TLESR 是正常人和 GERD 患者发生胃食管反流的主要机制。正常人多数 TLESR 与酸反流无关，而 GERD 患者明显增多的 TLESR 与酸反流有关。TLESRs 多导致轻、中度反流性食管炎，但当有食管裂孔疝和 LES 压力降低时，TLESR 可致重度反流性食管炎。在 TLESR 期间，胃食管反流发生与胃食管压力梯度和胃食管交界处抗反流屏障有关。肥胖患者胃食管压力梯度增加，因而容易发生胃食管反流，产生 GERD 症状。近期研究证实肥胖患者 GERD 症状发生率呈三倍增长，肥胖是糜烂性反流性食管炎的危险因素[4]。

神经生理学研究指出 TLESR 受内脏神经反射调节，胃扩张是诱发 TLESR 的主要原因。胃扩张刺激迷走神经传入纤维，经迷走神经背核，下传到迷走神经传出纤维，促发 TLESR。与 LES 静息压相似，TLESR 的频率受食物、吸烟和饮酒影响。最近研究报道巴氯芬（一种γ-氨基丁酸受体激动剂）通过抑制迷走神经孤束核和运动背核的信息传递而减少 TLESRs 的频率[5,6]。临床试验显示巴氯芬可有效减少酸相关性和非酸相关性胃食管反流。

三、食管裂孔疝

20 世纪 80 年代的研究发现食管裂孔疝与反流性食管炎密切相关，94% 食管裂孔疝患者有反流性食管炎。近期研究证实食管裂孔疝与反流的严重程度有关，是预测反流性食管炎严重程度的重要指标[7]。一项研究报道 96% 的 Barrett 食管患者存在 2 cm 或更长的食管裂孔疝，专家认为食管裂孔疝与 Barrett 食管发生有关[8]。

食管裂孔疝合并 GERD 的机制与 LES 功能减弱有关，由突然增加的腹腔内压力而导致的反流敏感性与 LES 压力降低和食管裂孔疝密切相关。食管裂孔疝患者由于膈肌脚不再对 LES 区域高压带有作用，LES 静息压降低易发生胃食管反流[9]。食管裂孔疝引起胃食管反流的另一机制可能与食管裂孔疝起着一个酸性物质的容纳器作用有关，在食管酸清除期间裂孔疝囊截留酸，并在 LES 松弛时反流入食管。

引起食管裂孔疝的原因可以是先天性的，也可因年龄增加以及长期腹内压增高如肥胖、妊娠、慢性便秘所致。

第二节　胃、十二指肠因素

一、胃、十二指肠反流物的攻击作用

GERD 是酸相关性疾病，反流入食管的胃液能通过盐酸、胃蛋白酶、胆盐和胰酶（胰蛋白酶、脂肪酶）造成黏膜上皮损伤。长期以来胃酸一直被认为是引起 GERD 病人食管损伤的主要因素，反流物中胃酸和／或胃蛋白酶的量与浓度是导致食管黏膜损害的重要因素。H^+ 能激活和提高胃蛋白酶的活力，加重食管黏膜的损伤，pH 越低、酸暴露时间越长，黏膜损害越重。研究发现 GERD 患者餐后胃酸分泌过多，与食管酸暴露明显相关，表明胃酸增多可能包含在 GERD 的病理生理机制中[10]。

然而食管 24 小时 pH 监测发现食管炎的程度与酸反流量无明确关系，抑制胃酸分泌的药物在某些病人不能促进食管黏膜的修复，胃酸缺乏的病人同样可以发生食管炎。Martinez 等[11]也证明在有症状的 GERD 患者中仅有 45.1% 的患者存在 pH 异常，因此除了胃酸还有其它重要因素参与了食管炎的发生，其中十二指肠胃食管反流作用尤其明显。十二指肠胃反流可因胃容积增加而致胃食管反流的危险性增加，同时含胆汁和胰酶的反流物对食管黏膜亦有损伤作用。大量研究表明酸与胆汁反流共同参与了食管黏膜的损伤，胆汁可增加食管黏膜对 H^+ 的通透性，胆汁中卵磷脂被胰液中的卵磷脂 A 转变为溶血卵磷脂，也可损伤食管黏膜引起食管炎。十二指肠内容物及其它一些碱性肠液更易导致食管黏膜的糜烂、溃疡和上皮高度增生及出现柱状上皮化生。肠液中的蛋白水解酶、脂肪酶和淀粉酶等有破坏消化黏膜的作用，但肠液在 GERD 发病机制的作用尚需研究。GERD 还与反流物的量有关，卧位反流的损害大，部分原因可能是由于卧位时较易反流所致。

二、胃排空异常

文献中有关胃排空延迟导致反流的报告结果不一致，一些学者发现 40% 左右 GERD 患者有延迟胃排空[12]，另一些报道则称胃排空延迟仅占 6%[13]，之间的差异可能与胃排空检测方法不同有关。最近一项研究使用标准的胃排空测定方法，发现 33% GERD 患者餐后 120 分钟胃排空延迟，26% 患者餐后 240 分钟胃排空异常。因此认为在小部分 GERD 患者中胃排空延迟是其发病机制之一[14]。

胃排空延迟使胃长时间保持充盈，胃内压超过 LES 压力，容易发生餐后反流。并且胃排空延迟引起的胃扩张可增加 TLESR 次数，并使 LES 缩短，易于反流。

胃排空延迟可由下列原因引起：晚期糖尿病引起的胃张力缺乏；弥漫性神经肌肉疾病；迷走神经切除术；特发性胃轻瘫；幽门功能障碍和十二指肠运动障碍亦可延迟胃排空。

三、幽门螺杆菌

幽门螺杆菌(Hp)感染在 GERD 的病理生理学方面所起的作用一直是大家争论的焦点，Hp 感染是否与 GERD 有关尚存在争议，一些研究资料提示 Hp 感染可能具有保护作用[15]。理由有：① GERD 患者 Hp 感染率和 CagA 检出率均低；②消化性溃疡及胃炎患者根除 Hp 后，GERD 的发病率高于未根除者。但是也有人认为根除 Hp 并不增加 GERD 的发病率，GERD 患者和健康志愿者 Hp 的感染率无显著性差异。因此认为对食管起保护作用的是胃炎而不是 Hp，因为 GERD 患者胃炎的发生率低且轻。

Hp 影响 GERD 的可能机制为：Hp 的尿素酶分解尿素产生氨，氨中和胃酸，胃内 pH 升高，胃蛋白酶原激活减少，反流物对食管损伤作用减弱。而且胃窦部 Hp 感染可使血清胃泌素增高，胃泌素具有升高 LES 压力的作用。但另一些研究则认为 Hp 感染与 GERD 无关[16]。

第三节 食管因素

一、食管的清除能力降低

正常情况下，食管通过4个重要机制清除H^+：食管蠕动；大量分泌的唾液；黏膜表面碳酸氢根离子；重力作用。正常人当酸性内容物反流时只需1~2次食管继发性蠕动即可排空几乎所有的反流物。唾液和食管腺分泌含有碳酸氢盐的黏液，可稀释、中和酸性反流物。食管内容物通过重力作用排入胃内。睡眠时，无重力作用可致反流物的清除延缓，缺乏吞咽动作和食管蠕动，唾液分泌减少，对反流物的清除作用失效。因此，夜间反流对食管黏膜的损害重于昼间反流。当食管蠕动减弱（如老年性食管）、腺体分泌碳酸盐减少、食管清除能力下降则使反流物与食管黏膜接触时间延长，食管胃酸和／或胃蛋白酶暴露时间是GERD发病的决定性因素。研究发现，食管的炎症与酸性和／或碱性反流物的接触时间而不是反流的次数相关。

几乎50%GERD患者食管酸清除能力下降，食管清除能力的降低主要与食管运动障碍有关。GERD患者多少都存在原发性蠕动障碍，其主要表现为非穿壁性收缩或者说收缩没有横贯整个食管。Achem等[117]报道老年GERD患者食管蠕动异常发生率高，而LES压力和食管酸暴露在老年患者和年轻患者之间无差异，推测食管运动异常可能降低食管酸清除能力。但GERD患者异常的食管运动是GERD发生原因，还是继发于酸损伤尚有争议。

二、食管内脏高敏感

部分GERD患者在没有过多食管酸暴露的情况下，却对疼痛发生高敏感反应，这种高敏感机制尚不十分清楚，目前认为主要是通过改变向大脑皮层的传入过程的感觉而引起的[18, 19]。对正常酸暴露时间的GERD患者和对照者进行食管气囊扩张研究，发现GERD患者较对照者对食管扩张的感觉阈值明显下降，表明这组患者存在内脏高敏感。对每周至少4天有烧心症状的一组患者进行研究，发现43%患者酸暴露时间正常，同样，食管气囊扩张检测到患者食管感觉阈值下降[20]。

三、黏膜防御能力降低

GERD主要是因为胃内容物，尤其是胃酸反流入食管而引起症状，不难理解为什么强抑酸药对GERD有很好疗效。然而，食管pH测定发现GERD患者和正常健康者食管酸暴露结果有重叠现象，高达50%非糜烂性反流病患者食管酸暴露时间在正常范围。因此，对食管上皮而言，有两种基本方式发生反流性食管炎，一种为食管上皮暴露于酸性反流物的时间过长，另一种为尽管食管酸暴露时间正常，但反流的有害物质损伤食管上皮。

食管黏膜抵抗力在防止反流性食管炎中具有重要作用，它包括上皮前、上皮及上皮后防御功能。①上皮前防御：是指防止反流物中的H^+与上皮表面直接接触的一些因素，如表面黏液层、不移动水层和表面碳酸氢盐浓度。它能维持食管腔至上皮表面的pH梯度，使pH能维持在2~3；②上皮防御：食管上皮是有分泌能力的复层鳞状上皮，在结构和功能上均有防御酸攻击的能力。其表面的细胞角质层和细胞间的紧密连接构成其结构基础,能防止H^+的逆弥散,并阻挡腔内有毒物质弥散到细胞和细胞间隙;细胞内的蛋白质、磷酸盐及碳酸氢盐对上皮细胞酸暴露具有缓冲作用;③上皮后防御:主要作用是对损伤组织的血液供应,调节组织的酸碱平衡,为细胞修复提供营养,排除有毒代谢产物,给细胞间质提供碳酸氢盐以缓冲 H^+ [21,22]。

胃酸和胃蛋白酶是反流物中最强的损伤因子,开始主要攻击和损伤细胞间连接部位,用光镜和电镜观察 GERD 患者的食管上皮,可发现上皮细胞间隙扩大。因此扩大的细胞间隙可作为食管上皮防御功能受损的标志。食管上皮防御功能受损后,胃酸弥散入组织,酸化细胞间隙,进一步酸化细胞浆,最后造成细胞肿胀和坏死。此外,食管上皮防御功能还受消化物成分和温度的影响。酒精、高渗溶液及过热食物可损伤食管上皮防御能力。吸烟也能通过抑制上皮细胞离子转运而损伤食管上皮防御功能。

第四节 遗传因素

遗传因素在 GERD 发病中可能起一定作用,因为有证据表明 GERD 症状有家族群聚现象。近期对双胞胎的研究发现单卵双胞胎比双卵双胞胎更多见 GERD 症状,在患病人群中GERD的遗传影响因素约占30%[23]。另一研究报道显示与配偶的亲属相比,Barrett食管和腺癌患者的亲属更有可能出现 GERD 症状。

(华中科技大学同济医学院附属协和医院消化内科 刘诗,侯晓华)

参考文献

1. Kahrilas PJ. GERD pathogenesis, pathophysiology, and clinical manifestations. Cleve Clin J Med,2003,70(Suppl. 5):S4-19
2. Iwakiri K, Sugiura T, Kotoyori M, et al. Effect of body position on lower esophageal sphincter pressure. J Gastroenterol 1999,34: 305-9
3. Kahrilas PJ. Gastroesophageal reflux disease and its complications.In: Feldman M, Sleisenger MH, Scharschmidt BF, eds.Sleisinger and Fordtran's Gastrointestinal and Liver Disease: Pathophysiology Diagnosis / Management. Philadelphia:PA:W.B. Saunders Company, 1998: 498-517
4. Labenz J, Jaspersen D, Kulig M, et al. Risk factors for erosive esophagitis: a multivariate analysis based on the ProGERD study initiative. Am J Gastroenterol,2004,99:1652-1656
5. Lidums I, Lehmann A, Checklin H, Dent J, Holloway RH. Control of transient lower esophageal sphincter relaxations and reflux by the GABA (B) agonist baclofen in normal subjects. Gastroenterology,2000,118: 7-13
6. Browning KN, Travagli RA. Mechanism of action of baclofen in rat dorsal motor nucleus of the vagus. Am J Physiol Gastrointest Liver Physiol,2001,280: G1106-1113
7. Jones MP, Sloan SS, Rabine JC, Ebert CC, Huang CF, Kahrilas PJ. Hiatal hernia size is the

dominant determinant of esophagitis presence and severity in gastroesophageal reflux disease. Am J Gastroenterol, 2001, 96: 1711-177

8. Cameron AJ. Barrett's esophagus: prevalence and size of hiatal hernia. Am J Gastroenterol, 1999, 94: 2054-2059

9. Kahrilas PJ, Lin S, Chen J, Manka M. The effect of hiatus hernia on gastro-oesophageal junction pressure. Gut, 1999, 44: 476-482

10. Gardner JD, Sloan S, Miner PB, Robinson M. Meal-stimulated gastric acid secretion and integrated gastric acidity in gastro-oesophageal reflux disease. Aliment Pharmacol Ther 2003; 17:945-953

11. Martinez SD, Malagon I, Garewal H, et al. Nonerosive reflux disease (NERD)——is it really just a mild form of gastroesophageal reflux disease (GERD) (abstract)? Gastroenterology, 2001, 120(suppl 1):A424

12. McCallum RW, Berkowitz DM, Lerner E. Gastric emptying in patients with gastroesophageal reflux. Gastroenterology, 1981, 80: 285-291

13. Schwizer W, Hinder RA, DeMeester TR. Does delayed gastricemptying contribute to gastroesophageal reflux disease? Am J Surg, 1989, 157: 74-81

14. Buckles DC, Sarosiek I, McMillin C, McCallum RW. Delayed gastric emptying in gastroesophageal reflux disease: reassessment with new methods and symptomatic correlations.Am J Med Sci, 2004, 327: 1-4

15. Queiroz DM, Guerra JB, Rocha GA, et al. IL1B and IL1RN polymorphic genes and Helicobacter pylori cagA strains decrease the risk of reflux esophagitis. Gastroenterology, 2004, 127:73-79

16. Fallone CA, Barkun AN, Mayrand S, et al. There is no difference in the disease severity of gastro-oesophageal reflux disease between patients infected and not infected with Helicobacter pylori. Aliment Pharmacol Ther, 2004, 20:761-768

17. Achem AC, Achem SR, Stark ME, DeVault KR. Failure of esophageal peristalsis in older patients: association with esophageal acid exposure. Am J Gastroenterol, 2003, 98:35-39

18. Rodriguez-Stanley S, Robinson M, Earnest DL, Greenwood-'Van Meerveld B, Miner PB Jr. Esophageal hypersensitivity may be a major cause of heartburn. Am J Gastroenterol, 1999: 94: 628-631

19. MK, Birn RM, Jaradeh S, et al. Identification and characterization of cerebral cortical response to esophageal mucosal acid exposure and distention. Gastroenterology, 1998, 115:1353-1362

20. Trimble KC, Pryde A, Heading RC. Lowered oesophageal sensory thresholds in patients with symptomatic but not excess gastro-oesophageal reflux: evidence for a spectrum of visceral sensitivity in GORD. Gut, 1995, 37: 7-12

21. Hosseini SS, Caymaz-Bor C, Wyatt HR, Orlando GS, Orlando RC. The role of pepsin in acid injury to esophageal epithelium. Am J Gastroenterol, 2001, 96: 3062-3070

22. Layden TJ, Schmidt L, Agnone L, Lisitza P, Brewer J, Goldstein JL. Rabbit esophageal cell cytoplasmic pH regulation: role of Na(+)-H+ antiport and Na(+)-dependent HCO3- transport systems. Am J Physiol 1992; 263: G407-413
23. Cameron AJ, Lagergren J, Henriksson C, Nyren O, Lock GR III, Pedersen NL. Gastroesophageal reflux disease in monozygotic and dizygotic twins. Gastroenterology，2002，122：55-59

第三章 胃食管反流病的诊断

第一节 临床表现

临床上，胃食管反流病（GERD）的表现多样，包括反流症状、反流物引起的食管和食管外刺激症状和有关并发症，此外，有重叠症表现，部分患者由于症状困扰，表现出焦虑、抑郁状态（见表3-1）。典型的胃食管反流病临床表现有反食、反酸、烧心及胸骨后疼痛，但部分GERD患者的临床表现可能以食管外症状为主或为首发症状，因而，有可能不易被识别。

表 3-1 胃食管反流病的临床症状群

反流	反酸、反食、反胆汁、嗳气
食管刺激症状	烧心、胸痛、吞咽疼痛
食管外刺激症状	咳嗽、哮喘、咽喉炎等
反流并发症	反流性食管炎、BE、食管狭窄等
重叠症状	消化不良、IBS、便秘等
心理障碍状态	焦虑、抑郁、睡眠障碍

一、反流(regurgitation)

反流指胃内容物回流到口咽部或向食管、口咽方向流动，胃内容物可以是胃酸、胆汁或食物；与呕吐不一样，反流的发生基础是胃食管交界的松弛，腹压-胸压梯度有利于胃内容物的回流。因而，反流无须腹肌、膈肌收缩。广义上来说，嗳气也是反流的表现，其发生也是基于胃食管交界的松弛。反流症状中，反酸很常见。饱餐容易诱发反流症状，在下食管括约肌压力（LESP）低下时，卧位、弯腰或有腹内压增高如咳嗽、屏气、持重物等，均可诱发反流症状。

二、食管刺激症状

烧心、胸痛、吞咽疼痛等是反流物引起的刺激症状。反流物刺激食管黏膜上皮内的神经末梢，常引起烧心（指胸骨后烧灼感）、胸骨后痛，严重时导致食管黏膜损伤，还可引起吞咽疼痛。这些症状常比反流本身引起患者的难受或不适更为突出，也是患者急切希望缓解的症状。少数患者吞咽时有发噎感，不一定是因食管狭窄引起，有时可能因食管体部蠕动收缩低弱，或缺乏有效的蠕动收缩所致。

三、食管外刺激症状

常见的食管外刺激症状有咳嗽、气喘、咽喉炎，以及牙酸蚀症（dental erosion）、鼻窦炎、肺纤维化以及耳炎等。这些表现可能因反流引起，也可能与反流相关。患者在熟睡时，反流物吸入气道，引起呛咳、气喘甚至窒息感。部分患者有睡眠打鼾，存在呼吸睡眠暂停现象，反流与睡眠呼吸暂停在部分患者中可能呈因果关系，或有互为因果的关系[1, 2]。

四、并发症

严重反流或反复发作引起糜烂性食管炎，少数食管炎可发展成食管狭窄，患者吞咽可发噎和困难，尤其在进干食时。出现食管狭窄后，反酸、反食、烧心等反流症状减轻或不明显。严重的反流性食管炎患者出现反食症状时，可带有咖啡样物或血性物，严重者并发食管穿孔。有的患者有慢性贫血的表现。少数可发展至Barrett食管，即食管远端鳞状上皮替代为胃柱状上皮或肠上皮化生，为长期慢性胃食管反流的并发症[3-4]（见有关章节）。食管黏膜组织活检是确诊Barrett食管的金标准。GERD的少数患者可发展成食管腺癌，与Barrett食管肠上皮化生发生重度异型增生有关。

五、重叠症状

GERD患者常有重叠症状的表现，如GERD和功能性消化不良症状重叠，尤其是非糜烂性反流病（NERD）和功能性消化不良[5]，GERD与肠易激综合征便秘型及腹泻型重叠[6-7]。对北京地区成人的便秘调查显示，慢性便秘合并反流症状占17.2%[8-10]。这些重叠症状表现与GERD的关系可能是并存，或呈因果关系。

六、生活质量及心理状态

因症状反复发作常常影响患者的生活质量及精神心理状态。这一方面是由于反流以及反流引起的食管内、外的刺激症状引起的痛苦和困扰，另外，夜间反流影响睡眠质量。患者常需长期服药，对药物的接受程度、对疾病的不同程度与角度的认知，尤其是与食管癌的关联，均使患者增加焦虑抑郁，明显影响患者的生活质量。使人们在认识GERD时，务必注重患者的这些表现。人们普遍公认的是应用胃食管反流病相关生活质量量表（HRQoL）和SF-36普适性量表评价GERD患者的生活质量，Talley[11]等对984例NERD患者生活质量调查显示，与进食水相关的占45%～81%，与睡眠相关的占39%～49%，影响日常活动的占41%～58%，不良心境占45%～55%。烧心和反流症状越重，HRQoL积分越低。应用SF-36量表调查结果显示，与健康人比较，功能性烧心心理复合评分和躯体复合评分均明显降低[12]。国内对EE和NERD生活质量随访1年结果显示，NERD生活质量明显低于EE，较EE更需要长期的维持治疗[13]。

第二节 检查方法

GERD的临床表现对诊断是基本的条件。但有时临床表现不典型，需要接受一些检查，确定诊断（见表3-2）。

表 3-2　GERD 的检查方法

1．诊断性治疗试验
2．X 线检查
3．上消化道内镜诊断检查
4．心源性胸痛的排除检查
5．胃食管反流检查
a）24h 食管 pH 监测
b）24h 食管胆汁反流监测
c）无线 pH 监测
d）食管阻抗测定
6．食管测压
7．Bernstein 试验

一、诊断性治疗试验

由于酸反流在 GERD 中的重要性，因而，对有反酸、烧心等反流症状的患者，或拟诊反流病或怀疑反流相关的食管外症状患者，可采用诊断性治疗试验。最常用的是应用足量质子泵抑制剂（PPI）治疗，简称为 PPI 试验。试验观察患者的反流及与反流相关的症状是否明显缓解，如有缓解可推断为 GERD，目前已成为共识。

PPI 试验要求患者一日两次，分别在早餐和晚餐前 30 分钟口服 PPI，为时 1~2 周，观察反酸、烧心等症状有否减轻或消失。国内外均已用于临床，并有证据表明是可行有效的方法[14]。尤其对那些不能接受内镜和反流检查的患者，PPI 试验有助于诊断 GERD，并启动治疗。

如服药后症状改善不明显，可能有酸以外的因素或不支持诊断。PPI 试验不仅有助于诊断 GERD，同时启动了治疗。进一步需设置和确定对症状缓解或改善的程度以及起效的时间。

二、X 线检查

反流性食管炎患者的食管钡餐检查可显示下段食管黏膜皱襞增粗、不光滑，可见浅龛影或伴有狭窄等，食管蠕动可减弱；有时可显示食管裂孔疝，尤其在头低位时，钡剂可向食管反流。卧位时如吞咽小剂量的硫酸钡，则显示食管体部和 LES 排钡延缓。钡餐检查无须插管，且能直接显示胃内钡剂向食管反流，能动态观察食管、胃十二指肠的动力变化，并能显示异常病变，如溃疡的龛影、息肉或肿瘤的充盈缺损以及管腔的狭窄或扩张。如钡餐检查发现异常，常需进一步行上胃肠内镜检查，必要时结合病理活检，以明确诊断。但不少 GERD 患者在钡餐检查时不能显示食管黏膜异常。

三、上消化道内镜诊断检查

上消化道内镜诊断检查能帮助确定有无反流引起的糜烂性食管炎（EE，有远端食管黏膜的破损），有助于确定那些临床拟诊患者是 EE 或是非糜烂性反流病（NERD）。正确辨认食管胃连接处（gastro-esophageal junction，EGJ）、齿状线及食管裂孔水平及其相互关系十分重要。内镜下怀疑Barrett食管（BE，详见有关章节）时结合病理活检可帮助确定是否有BE。还可帮助确定有无其它合并症和并发症，如食管裂孔疝、食管炎性狭窄以及食管癌。因而，内镜检查和／或结合病理是诊断以上几种情况的金标准。随着放大内镜和聚焦内镜的应用，将能提高病变的检出率[15]。

内镜下显示的反流性食管炎实际上是反流导致食管黏膜损伤的后果。内镜检查能确定其严重程度及病变范围。对反流性食管炎的内镜下分类，国内外有不同的诊断标准。目前多采用洛杉矶分级标准。洛杉矶分级为A～D四分级[16]。A级：食管黏膜有一个或几个长度<5mm的黏膜损伤；B级：至少有1处长度>5mm的黏膜损伤，但不融合；C级：至少1处有2条黏膜损伤并互相融合，但未及环周的75%；D级：病变融合，达到或超过75%的环周范围。

内镜下还能观察到有无反流性食管炎的继发病因，如球部溃疡合并幽门梗阻。内镜检查也用于评判治疗疗效。约不到1/3的GERD患者在内镜下显示糜烂性食管炎。因而，对于内镜检查不显示糜烂性食管炎的患者，需进一步检查。

值得注意的是，内镜下所见的食管炎不一定均由反流所致，尤其是非远端的食管炎，可能还有其它病因，如药片、霉菌感染、腐蚀剂以及异物等。

上消化道内镜检查的适应证：我国的内镜诊断检查已广泛开展，对许多患者来说，可先进行内镜检查，特别是有以下情况时：①症状频繁、程度较重。②有报警征象（如体重下降、出血、吞咽困难、贫血以及年龄在45岁以上）。③有肿瘤家族史。④患者很希望接受内镜检查时。⑤对抗反流治疗疗效不佳者。

四、心源性胸痛的排除检查

心源性胸痛可酷似反流引起的胸骨后疼痛或烧灼感，对PPI治疗无效；临床上也有与GERD并存的情况。尤其是有心血管高危因素的患者，应及时注意有无心源性胸痛的情况，进行有关检查。

五、胃食管反流的检查

传统的胃食管反流有钡餐检查和核素胃食管反流检查。前者是将胃食管影像学和动力结合起来，显示有无黏膜病变、狭窄及食管裂孔疝等，并显示有无钡剂的胃食管反流。因而对诊断有互补作用。而后者能定量显示胃内核素标记的液体反流，在EGJ屏障低下时较容易出现阳性，但阳性率不高，应用不普遍。

近年来临床应用的胃食管反流检查有24h食管监测、胆汁监测等。

（一）24h食管pH监测

24h食管pH监测能记录昼夜食管内pH变化。通常要根据食管测压对LES进行定位，将pH电极置于近侧LES以上5cm处。常用的观察参数有pH<4的百分比、pH<4的次数、pH<4并持续5min以上的次数、pH<4的最长持续时间以及症状指数等。这些参数能帮助确定在生理活动状态下有无过多的反流，并有助于阐明症状与反流的关系。24h食管

pH监测可以显示过多的酸反流、昼夜酸反流的规律、体位和进餐对酸反流的影响、观察酸反流和症状的关系，并在抗反流治疗后，食管pH监测能显示酸反流有无改善。24h食管pH监测能提供卧位型、餐后型和混合型的反流类型，帮助制定切实可行的抗反流治疗措施，包括用药剂量和时间，使治疗做到个体化。

24h食管pH监测的适应证：①反流症状中度或以上，对抗反流疗效欠佳。②内镜检查无糜烂性食管炎，对抗反流疗效不佳者。③症状不典型，如胸痛或食管外症状，内镜检查无反流性食管炎，又不能除外反流病时。功能性烧心的诊断需进行反流检查，并显示阴性结果，同时PPI试验阴性，内镜检查无EE表现。④难治性GERD患者，必要时需联合几种反流检查，将提高阳性率。

随着24h食管pH监测方法的开展，更多的反流患者能有机会接受检查。但24 h食管pH监测尚不是诊断GERD的金标准，食管pH监测在EE和NERD患者的阳性率不高[17-19]。约1/3～1/2有反流症状患者的食管pH监测不显示阳性结果。临床实践表明，GERD患者未能显示阳性的因素有以下情况（见表3-3）。

表3-3　24h食管pH监测阴性的原因

1．无病理性酸反流。
2．在检查期间进食和活动受限，因而无胃食管酸反流的发生。
3．症状可能仍与反流有关，只是有关反流的参数值未超过正常范围。
4．为胆汁反流而非酸反流，因而无法从pH监测中检出。
5．监测前的准备工作不充分，例如未及时停药，或停药时间不够。
6．电极定位不准确或在检查时发生移位，而出现假阴性或假阳性。

应注意避免发生假阳性和假阴性的情况。接受检查的患者要求在检查前2～3日需停用抑酸剂、促动力剂。对服用质子泵抑制剂（PPI）者，停药时间需1周。

(二) 无线pH监测

新近研发的无线pH监测[20]的方法是通过内镜将Bravo胶囊夹在食管黏膜上，该胶囊为半导体材料，能记录48h甚至72h食管内pH变化。研究显示此方法安全、可靠，且可行食管多部位(远端、近端及下咽部等)监测，在更接近生理的状态下记录足够长的时间的食管pH。该方法刚起步，是否受其它如活动等限制尚不清楚，且价格昂贵。其可能性有待于进一步评价。其检查前注意事项同食管pH监测。

(三) 24h食管胆汁反流监测

24h食管胆汁监测应用Bilitec-2000检查有无食管的胆汁反流。由于胃食管反流病是上胃肠道动力障碍疾病，因而，其反流物可能有胃内容物或同时有十二指肠内容物。

其方法是将光纤导管的探头放置于LES以上5cm处，以分光光度法监测食管反流物内的胆红素含量，并将结果输回光电子系统。胆汁是十二指肠内容物的重要成分。其中含有的胆红素是胆汁中主要的色素成分，在453nm处有特殊的吸收高峰，可间接表明食管暴露于十二指肠内容物的情况。同步进行食管pH和胆汁监测能显著增加反流的阳性率。

研究表明，GERD患者反流有4种情况：酸反流、胆汁反流、酸和胆汁同时反流、酸和胆汁反流阴性。反流越严重，越容易有酸和胆汁的双重反流。仅显示胆汁反流的原因可能是由于胃酸分泌、有抑酸药物的影响、患者胃部手术史。由于胆汁反流的监测可反映反流物中有无胆红素，因而有一些因素可引起假阳性结果，如反流物中的黏液、食物颗粒、血红蛋白等。

（四）食管阻抗测定

食管阻抗测定能够敏感记录到不同物理性质的反流物（液体、气体或气体液体混合物），但难以区别反流物的化学性质（如胃酸或胆汁）。如联合24h食管pH以及胆红素监测，可以明确反流物的性质。但该项检查价格昂贵，目前适用于科研。

六、食管测压[21-23]

食管测压可测定食管各部分，包括食管体部以及上、下食管括约肌在静息时和吞咽时的压力变化以及上食管括约肌和咽肌群间的协调运动。

食管测压不直接反映反流，但所提供的信息对评估反流很有意义。如显示LESP低下，或出现频繁的TLESR，表明胃食管交界处的屏障作用明显降低，而食管体部收缩幅度低下则反映食管体部清除功能降低。部分患者上食管括约肌压力也显示低下，有可能是那些有咽喉或气道症状患者的病理性动力基础。GERD患者的食管动力功能下降，容易发生胃食管反流。约半数患者测定结果正常或接近正常，甚至少数患者的LESP高于正常。如连续进行食管压力监测，可有更多的机会发现食管动力异常。

在GERD的诊断中，食管测压指导pH电极定位，也用于评估术前食管功能和预测手术疗效。在GERD的药物治疗中，食管测压能帮助预测抗反流治疗的疗效和是否需要长期维持治疗，尤其对治疗困难的患者，有利于设计进一步的治疗方案。如LESP不低，提示在治愈反流性食管炎后，可按需维持治疗；如LESP明显低下，常需要连续维持治疗。

七、Bernstein试验

其方法是在食管内灌注0.1mol/L的盐酸（6ml/min）。灌注时间各家报道有异，一般为10～30分钟。用生理盐水作为对照。阳性率7%～64%，假阳性10%。目前已较少用于临床，但如以上其它检查不能明确诊断，治疗不佳时，仍可应用，有助于明确诊断。

2005年美国对GERD的诊断指南修订中，评价了诊断性治疗、内镜检查、反流监测和食管测压这四项对诊断的评级结果，表明尚需有更有力的循证医学支持[24]。

第三节 诊断和鉴别诊断

典型的GERD症状有助于诊断[25]，但如症状表现不典型，不易被识别，诊断有一定的难度。有的患者反流症状典型，但X线、内镜检查无异常发现；有的患者临床表现酷似心绞痛或以哮喘、咽喉炎为主要表现，可能在相当长的时间内不容易被识别，因而得不到及时的诊断和有效的治疗。因而很有必要提出GERD的诊断标准。

一、GERD诊断标准

(一)符合下列条件之一,临床上可考虑为GERD

1. 有典型的反流及反流引起的刺激症状(如反食、反酸、嗳气和烧心),无继发因素。
2. 诊断性治疗试验:对有反流症状,或食管外症状可能和反流相关者,又无继发因素,应用PPI治疗1~2周(单剂量的PPI,每日2次),如烧心、胸痛等症状消失或减轻则支持GERD的诊断。

(二)符合下列条件之一,可确诊GERD

1. 有反流症状,加上内镜下显示累及远端的反流性食管炎,缺乏食管炎其它病因的证据,可确诊反流性食管炎。
2. 有反流症状,虽内镜检查无反流性食管炎,但至少1项胃食管反流检查为阳性结果。
3. 有食管外症状,但无明显反流症状,内镜下又无食管炎,宜至少具备一项胃食管反流检查的阳性结果。

目前,胃食管反流检查包括:①食管pH监测:酸过多反流的客观指标和/或与酸相关的症状指数;②食管胆汁监测:出现过多的胆汁反流的客观指标;③钡餐的胃食管反流检查显示钡剂反流、贲门增宽及食管裂孔疝、反流性食管炎;④食管酸试验可以显示阳性结果;⑤其它如食管无线pH监测、食管阻抗检查等。

(三)GERD的诊断分级及其评估

对确定有GERD的患者,提出以下诊断分型、分级,明确有无食管并发症、食管外表现、重叠表现,有无心理障碍以及睡眠障碍等,必要时,需要进行有关的胃食管反流检查,使患者能得到个体化的合理治疗(见表3-4)。

表3-4 GERD的诊断分级及其评估

1. 分型	EE、NERD、BE
2. 临床症状分级	轻、中、重
3. 食管并发症	有无、性质和程度
4. 食管外表现	有无、相关、可能有关,因果或互动关系
5. 重叠表现	有无、相关、因果或并存
6. 心理状态	有无、程度,有无睡眠障碍及其程度
7. 胃食管反流	程度、性质、类型

EE=糜烂性食管炎,NERD=非糜烂性反流病,BE=Barrett食管

二、GERD的诊断流程

临床上,对有反流症状、食管刺激和食管外症状的患者,可采用PPI试验,或接受内镜检查;如怀疑有心源性病因,需做相应的检查。内镜检查显示阴性的患者,可能是非糜烂性反流病,其中部分患者的反流检查仍显示阴性,可能是由于对反流物的高敏(即便反流量小),另一部分患者对PPI试验无反应,很可能是功能性烧心(图3-1)。

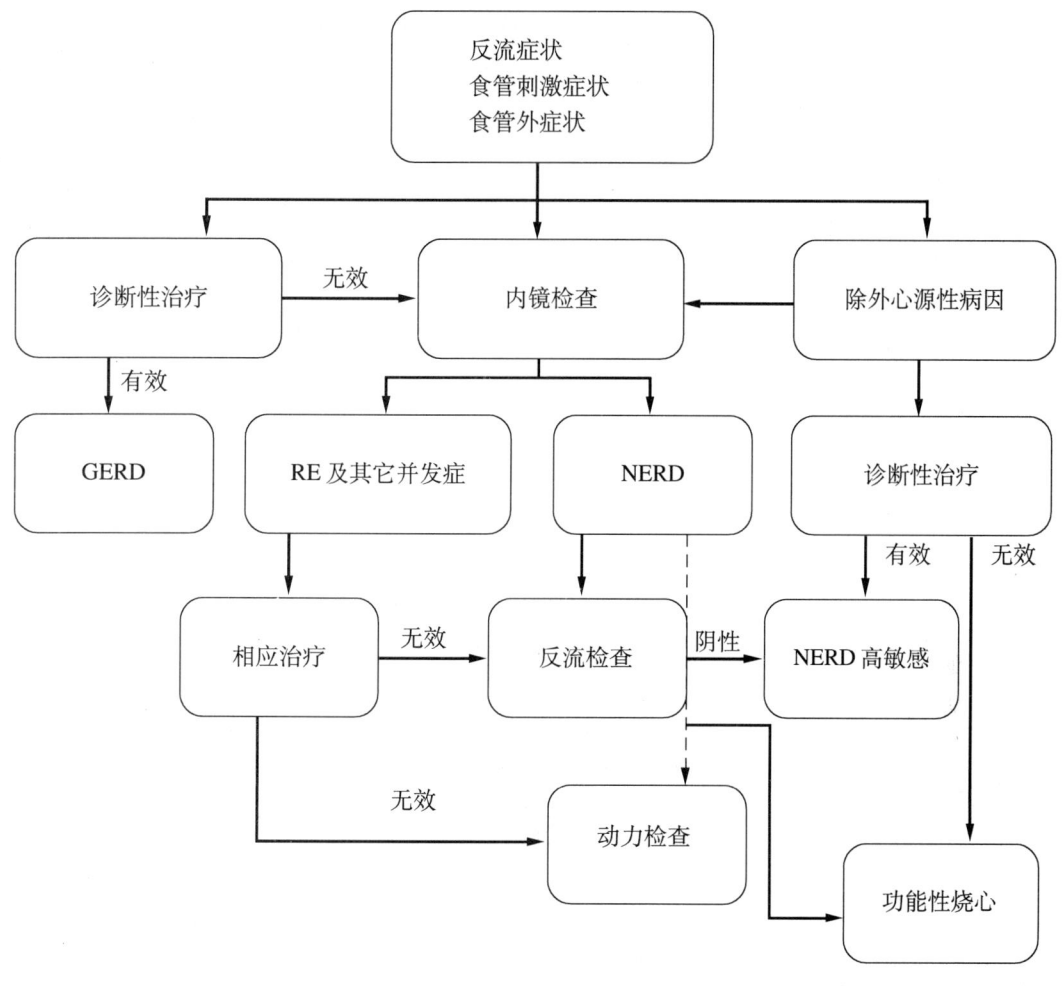

图3-1 GERD的诊断流程

三、GERD的鉴别诊断

虽然GERD的症状有其特点,但从临床表现上应与其它病因的食管炎、消化性溃疡、各种原因的消化不良、胆道疾病以及食管动力疾病等相鉴别。

对有吞咽疼痛同时内镜显示有食管炎的患者,应与感染性食管炎、药物性食管炎鉴别。反流性食管炎(reflux esophagitis,RE)以远段食管为主,感染性食管炎常在食管的中、近段,病变弥漫,确诊需病原学证实,包括涂片、培养,患者常有使用抗生素或化疗的病史,如合并霉菌性食管炎,内镜下食管黏膜常有弥散腐乳样的细颗粒。药物性食管炎者常在近段食管尤其在主动脉弓水平有单个溃疡,患者常有服四环素、氯化钾或奎尼丁病史。有胃食管反流者还应注意有无继发的病因,如硬皮病。

如遇以胸痛为主的情况时,应与心源性、非心源性胸痛的各种疾病进行鉴别,如怀疑心绞痛,则应做心电图和运动负荷试验,必要时进行心肌核素灌注显像或冠状动脉造影。在除外心源性胸痛后,再进行有关食管源性胸痛的检查。

对消化系统疾病,必要时应做上胃肠道钡餐检查、内镜检查和腹部B型超声检查。

(北京协和医院消化科 孙晓红 柯美云)

参考文献

1. 钟旭,王智凤,黄席珍等.睡眠呼吸暂停与胃食管反流的关系及持续正压通气的疗效.中华内科杂志,1998,37:231-234
2. 肖高挥,王智凤,柯美云等.阻塞性睡眠呼吸暂停与胃食管反流的关系及对抗反流治疗的效果.中华内科杂志,1999,38:33-36
3. Nandurkar S, Talley NJ. Barrett's esophagus: the long and the short of it. Am J Gastroenterol,1999 Jan;94(1):30-40
4. Hirota WK, Loughney TM, Lazas DJ, et al. Short segment Barrett's esophagus and specialized intestinal metaplasia at the esophagogastric junction: Serial endoscopic and histologic assessment after acid suooression with omeprazole. Gastroenterology,1997,112: A577(abstract)
5. Quigley EM. Functional dyspepsia (FD) and non-erosive reflux disease (NERD): overlapping or discrete entities? Best Pract Res Clin Gastroenterol. 2004 ,18(4):695-706
6. Nastaskin I, Mehdikhani E, Conklin J, et al.Studying the Overlap Between IBS and GERD: A Systematic Review of the Literature. Dig Dis Sci, 2006,Nov 1;[Epub ahead of print]
7. Talley NJ, Dennis EH, Schettler-Duncan VA, et al. Overlapping upper and lower gastrointestinal symptoms in irritable bowel syndrome patients with constipation or diarrhea. Am J Gastroenterol, 2003,98(11):2454-2549
8. 郭晓峰,柯美云,潘国宗等.北京地区成人便秘整群、分层、随机流行病学调查及相关因素分析.中华消化杂志,2002,10:637-638
9. Cremonini F, Talley N. Review article: the overlap between functional dyspepsia and irritable bowel syndrome——a tale of one or two disorders? Aliment Pharmacol Ther,2004,20(Suppl.7):40-49
10. 方秀才,柯美云,潘国宗等.功能性胃肠病:症状重叠或一个病症?一个整群、分层、随机的流行病学调查资料分析.基础医学与临床,2005,25(增刊):226
11. Talley NJ, Junghard O, Wiklund IK. Why do patients with gastroesophageal reflux disease have poor health-related quality of life? Gastroenterology,2001,120: A423
12. Irvine EJ, Ferrazzi S, Pare P, et al. Health-related quality of life in functional gastrointestinal disorders: Focus on const fipation and resource utilization. Am J Gastroenterol,2002,97: 1986-1993
13. Xiaohong Liu, Meiyun Ke, Zhiqing Song, et al. A quality of life in patients with EE and NERD treated by rabeprazole-An one-year's multi-center open study. Gastroenterology,2006,130 suppl(2):A179
14. 许国铭,方裕强,程能能等.质子泵抑制剂(奥美拉唑)试验在胃食管反流病中的诊断价值.中华消化杂志,2002,22(1):7-10

15. 薛艳，周丽雅，林三仁等.高清晰放大内镜诊断非糜烂性反流病的研究.中华内科杂志，2006，45（5）：389-392
16. Armstrong D, Bennet JR, Blum AL, et al.The endoscopic assessment of esophagitis: A progress report on observer agreement. Gastroenterology, 1996,111: 85-92
17. 王琨，段丽萍，陈洪等.反流性食管炎与非糜烂性反流性食管酸暴露的特点比较.中国内科杂志，2005；44（1）：5-8
18. 梁学亚、蓝宇、贾琦宾等.反流性食管炎和非糜烂性反流病患者酸暴露与食管压力监测结果分析.中华消化内镜杂志，2006,23（1）：11-14
19. 徐晓蓉、李兆申、许国铭等.十二指肠胃食管反流在胃食管反流病中的作用.中华内科杂志，2004,43（4）：269-271
20. Triadafilopoulos G.. Bravura for brabvo pH monitoring. Gastrointest Endosc.2006,63(7):1051-1054
21. 孙晓红，柯美云，王智凤等.膈脚屏障作用及食管体部的清除功能在胃食管反流中的作用.中国医学科学院学报，2002,24（3）：289-293
22. 刘会敏，柯美云，王智凤等.非重度反流性食管炎消化间期和消化期食管运动功能探讨.胃肠病学，1997,2（1):19-22
23. 孙晓红，柯美云，王智凤等.胃食管反流病维持治疗方式的影响因素分析,中国实用内科杂志,2004,24:674-676
24. DeVault KR, Castell DO.American College of Gastroenterology. Updated guidelines for the diagnosis and treatment of gastroesophageal reflux disease. Am J Gastroenterol，2005;100: 190-200
25. 中国胃食管反流病研究协作组.反流性疾病问卷在胃食管反流病诊断中的价值.中华消化杂志，2003；23（11）：651-654

第四章 胃食管反流病的并发症

胃食管反流病(GERD)是由于下食管括约肌功能障碍引起胃十二指肠内容物反流，从而导致一系列慢性症状和食管黏膜损害。GERD是一种复杂的疾病，以食管上皮和胃十二指肠反流物接触发生相互作用为特征，与多种病理生理学变化相关，导致食管黏膜防御功能的破坏。其并发症的发生与持续性GERD相关，尤以夜间GERD显著。GERD症状持续的时间越长，其发生严重的并发症的可能性越大。GERD的并发症有时不易被发现，病人因此而延误诊断数年。部分病人因无觉察的反流症状而未治疗，以致出现并发症；有的病人对GERD未进行充分治疗，症状持续，出现并发症；还有的病人经过了充分治疗并且无GERD症状，但仍有食管异常酸暴露的证据或病理学改变，持续发展亦可出现GERD并发症。

有研究表明，GERD并发症的发生率在不同人种中有明显差别[1]。在波士顿医院胃镜室就诊的2477例病人中，诊断为一种或一种以上GERD并发症者在白人中为12.3%（267/2174），但在黑人和亚洲人中只有2.8%（7/249）和1.9%（1/54）。所有50例食管狭窄者均为白人，而62例食管溃疡形成者中61例为白人。这些研究提示GERD并发症好发于白色人种，而在黑色人种和黄色人种中不常见。GERD并发症的发生除了与人种有关外，还与性别有关，男性发病率明显高于女性，而且随着年龄的增加其发病率不断增加。但如果在幼年期或儿童期发生GERD，经过PPI等有效的治疗后，可减少成年期GERD并发症的发病率。

GERD及其并发症的发生与高胃酸状态（例如十二指肠溃疡、胃泌素瘤等）密切相关。GERD的严重度在一定程度上是由总酸反流时间决定的。尽管与GERD相关的慢性酸反流在日间和夜间均可发生，但夜间酸反流比日间酸反流更易产生严重的并发症，这是因为日间和夜间食管黏膜对酸反流的反应性不同。夜间酸反流发生时，每次酸反流持续时间比日间酸反流时间长，故酸与黏膜接触的时间增加，更易导致黏膜的损伤。另外，卧位时食管清除酸性反流物的功能显著下降，因而加重食管黏膜损伤，使并发症的发生率增加。

幽门螺杆菌（Hp）感染与GERD的关系复杂，Hp感染及清除对GERD的影响已成为近年来研究的热点。大量的流行病学调查结果显示目前西方国家GERD及其并发症的发病率与Hp感染率呈负相关。在一项研究中发现在GERD、低度不典型增生、高度不典型增生与Barrett腺癌中Hp的感染率分别为44%、35%、14%、15%[2]。但也有不同的意见认为在Hp感染导致的以胃窦炎症为主的胃炎，胃癌的发病率低而十二指肠溃疡的发病率高，而且由于高胃酸分泌使GERD及其并发症的发生危险性增加；而在Hp感染引发的以胃体炎症为主的胃炎，由于壁细胞的破坏，胃酸分泌减少，GERD及其并发症的发生率下降。因而，由Hp感染诱发的胃炎的类型及胃酸分泌状态对GERD及其并发症的影响更重要。

GERD的并发症包括食管溃疡、上消化道出血、Schatzki环和食管狭窄。

一、食管溃疡

食管溃疡是GERD比较常见的并发症。在对1991~2001年间的7500余例病人进行的内镜检查中发现食管溃疡88例，其中65%的食管溃疡是由于GERD引起的[3]。食管溃疡的发病率随着年龄的增加而增加，并且在白种人中的发病率高于非白种人。应用多元回归分析研究GERD并发症的危险因素，显示发生食管溃疡的危险因素是食管裂孔疝和近期服用NSAID药物。食管溃疡的组织学改变为炎症经黏膜、黏膜肌层侵至黏膜下层，如果溃疡侵及黏膜下血管，则可引起严重的出血，食管溃疡合并出血的发生率为34%。若溃疡穿透食管外膜，则可发生食管穿孔，形成食管气管瘘或食管支气管瘘，少见，其发生率为3.4%。

除了常见的烧心、反酸症状外，食管溃疡的患者常有明显的吞咽疼痛和胸骨后疼痛，偶尔溃疡穿透至食管邻近器官而引起相应的症状。即使在没有食管狭窄等器质性梗阻的情况下，食管溃疡也可发生吞咽困难。部分食管溃疡病人可无任何症状。

钡剂X线检查可发现局限性狭窄或间歇性痉挛，仔细检查常可发现钡剂充盈缺损的"龛影"，其诊断敏感性在70%左右。上消化道内镜检查是诊断食管溃疡的金标准，在反流性食管炎病人进行内镜检查时，可见到单个或多个圆形、椭圆形或不规则的浅表溃疡，但累及肌层的深溃疡却不多见，溃疡平均直径为2.78cm [3]。约80%溃疡发生的部位在胃食管结合部和食管下端，右后壁多见。此外，内镜检查并组织学活检可以排除恶性溃疡的可能。

食管溃疡有效的治疗方式有三种：质子泵抑制剂（PPI）、内镜下治疗和抗反流手术治疗。H_2受体阻断剂对于食管溃疡疗效不可靠。只要给予充足的治疗剂量治疗8~12周，2/3以上的溃疡病人可以经PPI治疗而愈合，而且副作用较少。长期应用和短期应用均有较好的疗效。有报道认为埃索美拉唑40mg治疗食管溃疡与兰索拉唑30mg相比，食管酸暴露时间恢复正常的比例高。对于服用PPI效果不理想、不能耐受长期服药或者不想长期服药的病人可以行内镜下射频消融等治疗，但有一定的副作用。虽然抗反流手术可以治愈溃疡，但基本没有必要仅仅因为溃疡而行抗反流手术治疗。况且，有研究对抗反流手术的远期疗效提出质疑[4]。合并食管穿孔者需进行急诊手术治疗。

二、上消化道出血

糜烂性食管炎和食管溃疡被认为是GERD并发上消化道出血的原因。一项研究显示在1983例行内镜检查的病人中有219例（11.0%）为上消化道出血，其中32例（14.6%）为反流性食管炎导致的出血，而同期诊断反流性食管炎391例，出血者占8.2%。另一项临床流行病学调查显示3761例非静脉曲张导致的上消化道出血病例中食管出血占16.8%（627/3761），其中最常见的食管出血的原因是糜烂性食管炎（65.1%）和Mallory-Weiss综合征（29.5%），并且在急诊内镜检查中发现20.6%的反流性食管炎合并活动性出血，这些病例往往是由GERD发展而来的严重的食管炎。有报道行腹腔镜下全胃切除术的病人中糜烂性食管炎是最常见的引发上消化道出血的原因。但是，对于因呕血和黑便等急性期表现而入院的病例来说，由于糜烂性食管炎发生的出血是一相对少见的病因。反流性食管炎并发出血的独立危险因素是反流性食管炎的程度、肝硬化和抗凝治疗。GERD并发出血者中有GERD病史或烧心者仅分别占28.1%和37.5%[5]。

食管溃疡占急性上消化道出血病人的1%~4%，大多数溃疡引发的出血量较少，但亦有急性大量出血的报道[6]。炎症本身的糜烂以及溃疡可损及局部血管而造成出血。有学者认为持续的化学损伤，比如由于酸反流导致的上皮细胞之间紧密连接处的改变，可导致出血。出血量则视所累及的血管及其程度而异，一般为少量出血。临床表现以黑便为主，少部分病人可出现呕血。

对于大部分上消化道出血的病人来说，急诊内镜检查是明确出血原因的常规检查。内镜下可发现糜烂性食管炎或食管溃疡，可明确活动性出血灶部位，并可进行内镜下止血。

食管溃疡导致的上消化道出血治疗原则为止血、抑制胃酸、保护食管黏膜等。止血药物包括云南白药、口服凝血酶、去甲肾上腺素等，单独应用止血药的疗效较差，临床一般合用抑酸剂。PPI的抑酸效果优于H_2受体阻断剂。有报道认为H_2受体阻断剂并不能预防全胃切除术后的消化道出血。

对于药物治疗效果差或者急性上消化道大出血者，可进行内镜下止血治疗。内镜下止血的方法可分为三类：注射方法、热凝技术和机械止血方法。内镜下于出血部位局部注射肾上腺素是一简单、经济、有效的止血方法，是否需要附加注射凝血类药物目前尚有争议。双极电凝止血、热探针凝固止血、激光、氩气刀等利用高温及压迫血管而止血。止血夹亦可用于内镜下止血。对内镜下可见的明确部位的出血用以上方法均有好的疗效。有报道内镜下看不到明确出血部位的食管溃疡引起的急性大出血应用食管静脉套扎术取得了良好的效果[6]。

三、Schatzki 环

Schatzki环与GERD的关系至今仍有争议。尽管病理学未能解释Schatzki环的病因，但有证据表明31%～66%的Schatzki环病人经24h食管pH监测证实为病理性胃食管反流。然而Mitre等报道有Schatzki环的病人与无Schatzki环病人相比Barrett食管的发生率明显下降[7]。

Schatzki环在食管造影上表现为环行狭窄，这一环行狭窄出现在食管下段，与食管长轴垂直，突入管腔，与食管同中心。1944年Templeton首次描述这种现象，但未与临床表现相结合研究。之后，Schatzki和Gary等对此做了较深入的研究，总的来说，Schatzki环位于食管胃结合部上1～2 cm，从组织学上看，环以上是鳞状上皮，以下是柱状上皮，有时可见棘层细胞增厚或角化过度，但未发现有溃疡，固有层含有较多的致密结缔组织，并常延伸到黏膜下层，通常可以见到淋巴细胞或浆细胞，有时可发现血管生成增多，肌层表现出明显的变化，如肌纤维扭曲、断裂、排列无序。临床表现为吞咽困难，严重程度与Schatzki环的口径有关，如环的直径小于13 mm，将引起明显的症状，随着环逐渐变窄，症状渐加重，环的直径减少1mm，则吞咽困难发生的可能性增加46%。亦有报道Schatzki环引发吞咽时心动过速从而导致晕厥[8]。放射线检查对诊断Schatzki环有特异性，可以发现宽仅十几毫米的界限清楚的分割食管管腔的Schatzki环，Schatzki环与胃的相对位置是恒定的，食管镜检查对诊断Schatzki环也有帮助。

治疗方法的选择取决于Schatzki环口径的大小及反流症状的严重程度，如反流不重，则可采用扩张疗法，如反流较重，则需行抗反流手术，同时切开胃，用探条扩张Schatzki环，也可切开或切除Schatzki环。但扩张治疗后易复发，平均复发时间为19个月。Spiros N.等对于探条扩张术成功治疗后的病人进行长期酸抑制剂治疗，可有效预防Schatzki环复发[9]。

四、食管狭窄

食管狭窄是GERD较严重的并发症之一。根据美国内镜数据库CORI（Clinical Outcomes Research Initiative)的资料，在首次进行内镜检查的7182例患者中，有GERD患者1522例，占21.2%，其中发生食管狭窄者166例，占GERD患者的11%。总体来看，GRRD患者中的10%～25%会发生消化性食管狭窄，在Barrett食管患者中这一数字高达44%，而约60%～70%良性食管狭窄与胃食管反流相关。食管狭窄通常发生于未经过充分治疗的GERD病人。因而，食管狭窄和胃食管反流的其它并发症一样，随着质子泵抑制剂的应用增加其发生率逐渐下降[10]。

食管狭窄多发生在老年病例，并且其发病率随着年龄的增加而增长。狭窄与食管下括约肌压力下降、食管裂孔疝、食管动力功能异常以及胆汁反流有关。食管狭窄的发病机制目前尚不完全明确。目前的研究认为食管狭窄的发生是慢性食管溃疡发展的结果。食管的炎症改变可自黏膜下开始向食管的深层组织发展，累及部分或全部管壁，使管壁增厚，炎症变化刺激组织产生过多的成纤维细胞，纤维组织增生活跃形成瘢痕，瘢痕收缩可引起管腔环形狭窄。大多数食管狭窄发生于鳞状上皮、柱状上皮交界处，范围较短，为2～4cm，极少见者可向上延续达主动脉弓，狭窄处黏膜层常有小的糜烂面，一般造成2～3mm的狭窄。如狭窄段位于较高水平，则可能同时存在Barrett食管，这种食管狭窄常有紧密的纤维化和食管全周的炎症。

当食管狭窄发生早、程度较轻时，可无明显临床表现。一般情况下发展缓慢，需经历数月的时间，但偶有发展较快者，数周即可形成明显的食管狭窄。随着狭窄程度的加重，可出现食物梗阻、吞咽困难和吞咽疼痛。病人常诉进食固体食物时出现吞咽困难，大多数病人可进流质饮食，而且体重一般没有明显下降。当食管缩窄到直径为1.5～2cm时，出现典型的临床表现，狭窄程度一般不再继续加重[11]。食管狭窄时发生的吞咽困难与无并发症的反流性食管炎的吞咽困难不同。后者多为间歇性，虽有吞咽困难，但尚可进食固体食物，而瘢痕性吞咽困难为进行性，仅能进食半流食或流食。此吞咽困难尚应与食管癌时的进行性吞咽困难鉴别，通过X线食管造影或食管镜及活体组织检查可得到确诊。

如果怀疑有食管狭窄，可行上消化道内镜检查明确诊断。大多数情况下影像学检查没有必要，但是如果狭窄段特别长，或者狭窄严重，钡餐检查对于明确解剖位置及指导扩张治疗有帮助。

在PPI问世之前，药物治疗食管狭窄几乎没有效果。有研究比较应用H_2受体阻断剂和安慰剂治疗食管狭窄，发现二者均没有减少需要进行扩张治疗的病人的比例。但是最近的研究表明应用PPI不仅可以改善吞咽困难的症状，而且可以减少需要扩张治疗的比例。药物治疗消化性食管狭窄1～2年的复发率达30%，有证据表明在对食管狭窄进行过有效扩张的病人中应用质子泵抑制剂可以使狭窄的复发率下降。但PPI对扩张后复发的狭窄治疗无效[12]。

伴有吞咽困难的食管狭窄即使应用PPI治疗仍需进行食管扩张治疗。目前有三种扩张器械：Maloney扩张器、Savary扩张器、球囊扩张器。如果狭窄段长并且狭窄严重，需使用导丝。如果选用探条，内镜医师则需使用直径不断增加的扩张器达到目的。如果选用球囊扩张，则直接使其膨胀到最大直径即可。当食管直径被扩张到12～18mm时，大部分病人的吞咽困难症状可缓解。扩张疗法可获得良好疗效，但每 2～3 个月即需扩张一次，痛苦较大，且穿孔率为 0～14%。传统的手术治疗有 Thal 手术、Hugh 手术、食管切除肠段间置手术及食管狭窄切除食管胃吻合术。最近，Kingler 报告了 102 例消化性食管狭窄的患者经腹腔镜行 Nissen 或 Toupet 手术的结果，经平均 25 个月的随访，效果良好率达 91.9%。

（山东大学齐鲁医院消化科 李延青 刘红）

参考文献

1. Spechler SJ, Jain SK, Tendler DA, et al. Racial differences in the frequency of symptoms and complications of gastro-oesophageal reflux disease. Aliment Pharmacol Ther: 2002; 16: 1795-1800.
2. Weston AP, Badr AS, Topalovski M, et al. Prospective evaluation of the prevalence of gastric Helicobacter pylori infection in patients with GERD, Barrett's esophagus, Barrett's dysplasia, and Barrett's adenocarcinoma. Am J Gastroenterol 2000;95:387-394
3. Higuchi D, Sugawa C, Shah SH, et al. Etiology, treatment, and outcome of esophageal ulcers: a 10-year experience in an urban emergency hospital. J Gastrointest Surg 2003; 7: 836-442
4. Spechler SJ, Lee E, Ahnen D. Long-term outcome of medical and surgical therapies for gastroesophageal reflux disease. Follow-up of a randomized controlled trial. JAMA. 2001;285: 2331-2338.
5. Nathalie DC, Guillaume C, Corinne M, et al. Bleeding Reflux Esophagitis: A Prospective 1-Year Study in a University Hospital. Am J Gastroenterol 2001;96:47-51
6. Kenji Yoshimura, Ichiro Hirata, Akio Matsumoto, et al. Massive bleeding of esophageal ulcer: treatment by endoscopic ligation. Gastrointest Endosc, 1999;50:581-582
7. Mitre MC, Katzka DA, Brensinger CM. Schatzki's ring and Barrett's esophagus: do they occur together? Dig Dis Sci. 2004;49(5):770-773
8. Gawrieh S, Carroll T, Hogan WJ. Swallow syncope in association with Schatzki's ring and hypertensive esophageal peristalsis: report of three cases and review of the literature. Dysphagia 2005;20(4):273-277.
9. Sgouros SN, Vlachogiannakos J, Karamanolis G. Long-Term Acid Suppressive Therapy May Prevent the Relapse of Lower Esophageal (Schatzki's) Rings: A Prospective, Randomized, Placebo-Controlled Study. Am J Gastroenterol 2005; 100: 1929-1934
10. Dekel R, Morse C, Fass R. The role of proton pump inhibitors in gastro-oesophageal reflux disease. Drugs 2004; 64: 277-295
11. Spechler SJ. Clinical manifestations and esophageal complications of GERD. Am J Med Sci 2003; 326: 279-284
12. Richter JE. Peptic stricture of the esophagus. Gastroenterology Clinics of North America, 1999；31：875-891

第五章 糜烂性食管炎

糜烂性食管炎（erosive esophagitis，EE）是指胃和/或十二指肠内容物反流入食管，引起食管黏膜的炎症、糜烂、溃疡和纤维化等病变，属于GERD范畴。国内调查显示：EE的患病率为1.92%，与欧洲的调查结果2%相近。

第一节　病理生理学

一、食管下括约肌(lower esophageal sphincter, LES)功能不全

一过性LES松弛（TLESR）、LES静息压降低和对腹压增高反应性收缩功能异常等是导致胃食管反流（GER）的重要病理机制。研究表明，LES压力（lower esophageal sphincter pressure，LESP）<0.8kPa时，很容易发生反流，约有17%~39%的反流性食管炎者的GER与此有关。药物（胆碱能和β肾上腺素能拟似药、α肾上腺素能拮抗药、多巴胺、安定、钙受体拮抗剂、吗啡等）、消化道激素（促胰液素、缩胆囊素、胰高血糖素等）、食物（脂肪、酒精、咖啡因等）可影响LESP，诱发GER。

二、食管裂孔疝

最初认为EE患者一定存在食管裂孔疝。随着研究的深入，发现部分EE不伴有食管裂孔疝，而部分食管裂孔疝患者并不存在EE，因此认为，食管裂孔疝是EE的重要病理生理因素，研究认为滑动性裂孔疝破坏了正常抗反流机制的解剖和生理，降低LES压力及缩短LES长度，削弱了膈脚的作用，减弱了食管蠕动，从而增加了食管酸暴露，增加了EE的发病率和严重程度。

三、食管酸廓清功能的障碍

正常食管酸廓清功能包括食管排空和唾液中和两部分。食管酸廓清的功能在于减少食管黏膜接触胃酸的时间，防止反流食管炎的发生。研究发现大多数食管排空异常早发于食管炎，由于唾液分泌减少而发生食管炎者则罕见。夜间睡眠时唾液分泌几乎停止，食管继发性蠕动发生亦罕见，夜间的食管酸廓清明显延迟，故夜间GER的危害更为严重。

四、食管黏膜抗反流屏障功能的损害

食管黏膜屏障分为以下3个部分：①上皮前屏障包括黏液层、黏膜表面的HCO_3^-浓度；②上皮屏障包括上皮细胞膜和细胞间的连接结构，以及上皮运输、细胞内缓冲液、细胞代谢等功能；③上皮后屏障为组织内基础酸状态和血供情况。当上述防御屏障受损伤时，即使在正常反流情况下，亦可导致食管炎的发生。反之，当黏膜抵抗和修复能力较强时，对于病理

性的反流内镜下也无食管炎的表现。

五、胃十二指肠功能异常

1. 胃排空异常　在糜烂性食管炎患者中胃排空延迟的发生率在40%以上,胃排空延迟导致胃内食物潴留引起胃底胀气和牵张,反射性LES松弛或因胃扩张使LES长度缩短,若胃内压升高超过食管下括约肌压力时,可产生胃食管反流。

2. 胃十二指肠反流　当幽门括约肌张力和食管下括约肌压力同时低下时,胃液中的盐酸和胃蛋白酶、十二指肠液中的胆酸、胰液和溶血性卵磷脂等均可同时反流入食管,侵蚀食管上皮细胞的角化层,并使之变薄或脱落。反流物中的H^+及胃蛋白酶则透过新生的鳞状上皮细胞层而深入食管组织,引起食管炎。因此,糜烂性食管炎通常是反流的胆汁和胃酸共同作用于食管黏膜的结果。

第二节　临床表现

一、烧心

50%以上的病人有此症状,是糜烂性食管炎最常见的症状。通常认为是由酸性或碱性反流物对食管上皮下感觉神经末梢的化学性刺激引起。一部分临床试验的结果显示,EE患者烧心的严重程度与食管炎的严重程度并非密切相关。

二、胸痛

位于胸骨后、剑突下或上腹部,常向胸、腹、肩、颈、下颌、耳和上肢放射,也可向左臂放射。

三、吞咽困难

早期常可因食管炎引起的食管痉挛而出现间歇性吞咽困难,情绪波动可使症状加重,镇静剂能使之缓解。后期因炎症加重导致食管壁充血水肿、纤维化、瘢痕形成而出现食管狭窄,此时烧心感可逐步减轻,但吞咽困难呈进行性加重。

四、反酸和反胃

大多数病人有此症状。空腹时反胃为酸性胃液反流,称为反酸,但也可有胆汁、胰液溢出。反胃的发生是突然和相对被动的,由一系列复杂的非随意肌和随意肌反射完成,应与呕吐相区别。

五、胃胀、嗳气、恶心、多涎

病人的胃胀、嗳气和恶心等症状也较常见,其发生一是由于病人为减轻烧心感觉和对抗反胃,自觉或不自觉地做吞咽活动,同时咽下过多气体;二是病人可能有胃动力障碍致胃排空延迟，食物在胃内发酵产气而引起胃胀。一些病人的唾液分泌过多，这是酸反流至食管远端引起的反射作用。

六、出血及贫血

病人可有轻度出血，出现间歇性粪隐血阳性。长期少量出血可出现贫血症状。

七、其它

糜烂性食管炎还有一些食管外症状如声音嘶哑、咽部异物感、咽痛等慢性咽喉炎的症状及长期咳嗽、哮喘、反复发生的肺炎、肺纤维化等呼吸道的症状。

第三节 诊断

一、内镜检查

内镜检查是目前诊断糜烂性食管炎最有价值的检查方法，可以确定有无食管炎及其严重程度，必要时通过活体组织检查进行病理学诊断。糜烂性食管炎内镜下典型表现为鳞状上皮与柱状上皮连接处黏膜红斑样充血水肿，呈颗粒状。随着炎症的进展，病变互相融合，黏膜呈弥漫性红肿、糜烂，组织松脆，触之易出血，表面常覆盖一层由分泌物形成的灰白色假膜。严重者可有溃疡形成、纤维组织增生及瘢痕形成，导致食管狭窄。

糜烂性食管炎的内镜下分类有多种，如洛杉矶分类、Savary-Miller分类、东京分类、烟台分类等（见表5-1～5-4）。目前国际上通用的是1994年第10届世界胃肠病会议推荐的洛杉矶分类法(表5-1、图5-1)。

表5-1 洛杉矶分类(1994年)

分级	内镜下表现
A级	病灶局限于食管黏膜皱襞，其长径＜0.5cm
B级	病灶局限于食管黏膜皱襞，互相不融合，但其长径＞0.5cm
C级	病灶在黏膜顶部有融合，但不超过75%食管壁环周
D级	病灶相互融合，且病变累及＞75%食管壁环周

表5-2 Savary-Miller分类

分级	内镜下表现
Ⅰ级	1个或数个融合性黏膜病变，表现为红斑或表浅糜烂
Ⅱ级	为融合性食管糜烂、渗出性病变，但未累及食管全周
Ⅲ级	食管全周糜烂，渗出性病变
Ⅳ级	溃疡、食管壁纤维化、狭窄、缩短、瘢痕化等慢性黏膜病变及Barrett食管

表 5-3　东京分类(1996 年)

分级	内镜下表现
0 级	无黏膜破损
1 级	食管黏膜发红或有白色混浊
2 级	糜烂溃疡在齿状线上 5 mm 以内，无融合
3 级	糜烂溃疡距齿状线(5~10) mm，可见融合(但未及全周)
4 级	糜烂溃疡距齿状线大于 10 mm，有融合(呈全周状)

表 5-4　我国烟台分类(1999 年)

分级	内镜下表现	积分
0 级	正常(可有组织学改变)	0
Ⅰ级	呈点状或条状发红、糜烂，无融合现象	1
Ⅱ级	有条状发红、糜烂，并有融合，但非全周性	2
Ⅲ级	病变广泛，发红、糜烂融合呈全周性，或溃疡	3

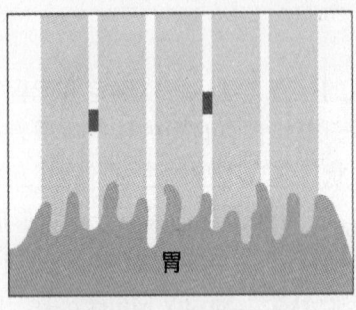

A 级病灶局限于食管黏膜皱襞，其长径＜0.5cm

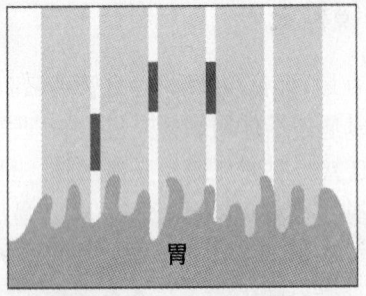

B 级病灶局限于食管黏膜皱襞，互相不融合，但其长径 0.5cm

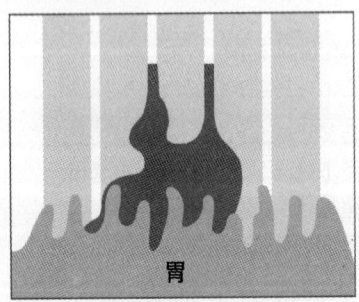

C 级病灶在黏膜顶部有融合，但不超过 75% 食管壁圆周

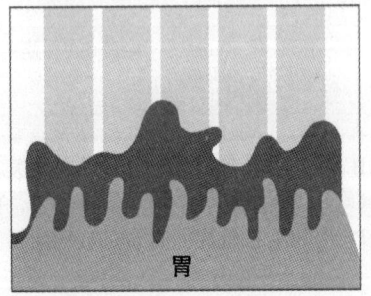

D 级病灶相互融合，且病变累及＞75% 食管壁圆周

图 5-1　洛杉矶分类

二、食管 pH 监测

24h 食管 pH 监测是确定酸反流的定性和定量的诊断方法。其诊断 EE、NERD、Barrett 食管的阳性率约为 75%、45% 和 93%。研究表明，24h 食管 pH 监测诊断胃食管反流敏感性达 79% 以上，特异性几乎达 100%。但是，24h 食管 pH 监测也有一定的局限性，如对于弱酸或非酸性的反流事件检出率低等（彩图 5-2）。

食管Bravo胶囊检测是一项较新的食管pH监测技术，只需用推送器经口将胶囊固定于食管黏膜上，患者随身携带的接收器则通过无线遥控记录食管pH。患者不适感减少，其饮食起居更接近生理状态，而且可以连续记录48h数据。该技术已在国外广泛应用，在国内也有开展。部分研究已经证实食管Bravo胶囊检测在耐受性、准确性和敏感性上优于传统的导管式pH监测（彩图5-3）。

三、24h食管胆汁反流监测

糜烂性食管炎的发生不仅与酸有关，还与十二指肠胃食管反流（duodenogastroesophageal reflux，DGER）有关。Bilitec 2000是一种新型分光光度计，可直接连续24h监测胃或食管内胆汁浓度，可随身携带，准确性好。采用Bilitec 2000行24h食管胆汁反流监测来反映DGER，已证实为目前较为客观和准确的方法。24h食管胆汁反流监测联合食管pH监测能更好地了解EE患者的反流情况。研究表明，EE患者中，酸和胆汁的混合反流较NERD患者更为常见（彩图5-4）。

四、食管X线钡餐检查

轻微的食管炎可仅表现为黏膜面呈针尖点状影或颗粒状小结节影，有时可见糜烂灶，表现为小的点状钡斑或见到网织交错的线状龛影。炎症引起食管痉挛时，可见到食管下端轻度狭窄，狭窄的边缘光滑规则，但也可有高低不平或呈锯齿状的"第三期收缩"。食管黏膜有破坏时，可见到不规则的充盈缺损，细小的蠕动波消失，排空缓慢。但由于食管X线钡餐检查敏感性和特异性都较内镜检查低，因此其在EE诊断中的价值有限。

五、阻抗技术

腔内阻抗技术的应用可明确反流物的性质(气体、液体或气体液体混合物)，是检测反流最敏感的技术之一。阻抗导管上排列着一组圆柱状金属电极，检查时将导管经鼻插入食管体部。两个相邻电极间的阻抗取决于电极周围物质的电传导性。当液体流经相邻电极时，由于液体的导电性高，因此阻抗下降。相反，当气体流经电极时，由于其导电性差，因而阻抗上升。液体、气体或气液混合物在导电性上的差异有助于人们在阻抗变化曲线中辨认出不同的腔内流经物质。根据不同部位阻抗变化的依次顺序可以辨认出腔内流经物质的方向，反流向上而吞咽向下。糜烂性食管炎时电传导性和阻抗的改变其实是食管黏膜损害和离子通透性增加的体现。目前，腔内阻抗技术在国内尚未开展。

六、食管测压

食管测压的目的是了解食管下括约肌的位置、长度和压力，为食管pH和胆汁监测的插管做定位，此外也可以排除贲门失弛缓、硬皮病和弥漫性食管痉挛等食管疾病。单纯的食管测压检查并不能诊断糜烂性食管炎。

第四节 治疗

胃食管反流病是一种慢性复发性疾病，其治疗原则是治愈食管炎、缓解症状、维持缓解、提高生活质量、预防并发症。

一、生活方式的改变

改变生活方式的目的在于降低反流发生的次数和提高食管酸清除率。抬高床头、睡前3小时不再进食、避免高脂肪食物、避免饮酒及吸烟、避免摄入一些可以降低LES压力的食物（如巧克力、薄荷、咖啡、马铃薯、大蒜等）及药物（如抗胆碱能药、茶碱、地西泮、钙通道阻滞剂等）、减肥等生活方式的改变可能使一部分EE患者从中受益，但这些改变对于多数患者来说似乎并不足以控制症状。而且，目前也没有关于改变生活方式与EE治疗的对照研究。所以，改变生活方式应注意避免使病人的生活质量严重下降。

二、抑酸药物治疗

抑酸是EE的基本治疗方法。抑制胃酸的药物包括抗酸剂、H_2受体拮抗剂（H_2RA）和质子泵抑制剂（PPI）等，目前比较常用的是PPI及H_2RA，抗酸剂使用很少。

常用的H_2RA为西咪替丁、雷尼替丁、法莫替丁和尼扎替丁。应用H_2RA治疗糜烂性食管炎的研究发现：在一些病人中食管炎的黏膜愈合和症状的严重程度是呈反比的；高达85%的症状性反流在使用H_2RA后症状得到部分甚至完全缓解；症状缓解和黏膜愈合关系并不密切；食管炎的黏膜愈合与治疗时间的长度成正比；长期大剂量H_2RA治疗比短期小剂量治疗更有效。但长期大剂量应用H_2RA也应注意其不良反应如男子乳房发育、阳痿、精神障碍、药物性肝炎等。

PPI非竞争性不可逆抑制壁细胞酸分泌小管上H^+/K^+-ATP酶，从而阻断胃酸分泌的最后通道，显著抑制胃酸分泌，同时也能抑制组胺、乙酰胆碱、胃泌素、食物刺激引起的胃酸分泌。因其抑酸作用强大且副作用小，已成为治疗EE的首选药物。PPI在美国、澳大利亚及欧洲已经使用了近20年，在亚太地区也被广泛应用。目前共有五种PPI（奥美拉唑、兰索拉唑、雷贝拉唑、泮托拉唑和埃索美拉唑）可供选择。一项在糜烂性食管炎患者中短期使用PPI的临床试验表明，PPI治愈食管炎及完全缓解烧心症状的速度比H_2RA更快。一项荟萃分析提示，对于糜烂性食管炎，治疗剂量的PPI比其它药物更有效，但其副作用的发生率高于安慰剂，其头痛的发生率高于H_2RA。标准剂量的奥美拉唑、兰索拉唑、雷贝拉唑和泮托拉唑在治疗糜烂性食管炎方面疗效相当，但埃索美拉唑（40mg/d）较奥美拉唑（20mg/d）疗效更好。PPI对于H_2RA抵抗的糜烂性食管炎患者同样有效。考虑到PPI在疗效和症状缓解速度上的优势，治疗糜烂性食管炎应当首选标准剂量的PPI。

三、维持治疗、递减治疗和间歇治疗

由于GERD是一种慢性复发性疾病，食管炎治愈后中断治疗的30周内，复发率高达80%。因此，从控制症状及预防并发症的角度来说，需要维持治疗。一项多中心、随机、双盲的临床试验以埃索美拉唑20mg/d和兰索拉唑15mg/d对EE患者进行6个月的维持治疗，结果显示，6个月后两治疗组烧心和反流的复发率都很低，且埃索美拉唑20mg/d的疗效优于兰索拉唑15mg/d。另外，研究发现PPI维持治疗的时间越长（大于12个月），食管炎的复发率越小。从应用奥美拉唑治疗的临床资料来看，一些病人虽然出现了胃体胃炎和嗜银细胞增生，但没有发现类癌和其它肿瘤，但长期使用奥美拉唑的病人有发生萎缩性胃炎的倾向。

目前还有另一种治疗方法为递减疗法，即开始以PPI治疗，随后逐渐减少PPI剂量，最后以H_2RA甚至抗酸剂替代。采用这种疗法的糜烂性食管炎患者停用质子泵抑制剂1年后，58%症状未复发，而这些患者中的75%仍需使用PPI以外的药物（H_2RA、抗酸剂、促动力药等）。Mine等研究了递减疗法对糜烂性食管炎的疗效，将43名EE患者随机分为三组，第一组接受兰索拉唑30mg起始治疗后递减为法莫替丁维持；第二组接受兰索拉唑30mg起始治疗后递减为兰索拉唑15mg维持；第三组以兰索拉唑30mg/d治疗16周，结果发现，递减为法莫替丁治疗的患者8周后烧心和反流的复发率为50%和78.6%，而递减为兰索拉唑治疗的患者8周后烧心和反流的复发很少。

四、促动力治疗

在GERD的治疗中，促动力药物可以作为抑酸药物的辅助用药。常用的药物有甲氧氯普胺、多潘立酮、西沙必利、莫沙必利、左舒必利、红霉素等。但对于多数患者来说，促动力药物并非理想选择，因为它们存在一定的副作用。如西沙必利可造成致死性心律失常。应用多潘立酮约10%~15%患者可出现高泌乳素血症。GABA受体激动剂巴氯芬可减少TLESR从而减少食管酸暴露，但因其副作用大而不能常规应用。

五、黏膜保护剂

当食管发生炎症、糜烂甚至溃疡时，黏膜保护剂可在受损黏膜表面形成一层保护膜，保护组织免受进一步损害，有助于减轻症状、促进炎症的修复。临床上常用的黏膜保护剂有硫糖铝、胶体次枸橼酸铋、铝碳酸镁、蒙脱石制剂、瑞巴派特等。

六、手术治疗

为了解决药物治疗后反复发作、无法停药、长期用药费用昂贵等问题，对少部分GERD患者可采取手术治疗。抗反流手术可采用开放性手术或腹腔镜手术。对于抗反流手术在缓解症状及愈合食管炎方面是否与药物治疗疗效相当，目前还存在争议。且手术的致病率和死亡率与外科医生的经验技术密切相关。术后常见的并发症包括腹胀（12%）、吞咽困难（6%），另外，有相当一部分患者（11%~60%）术后仍需规则用药。研究也表明，抗反流手术并不能降低食管腺癌的风险。Arguedas等通过分析多项随机对照试验的数据比较了抗反流手术与药物治疗的效价比后发现手术治疗费用比药物治疗更昂贵，但疗效却低于药物治疗。故认为，对于EE的治疗，长期应用PPI是较好的选择。因此，对于是否进行手术治疗，应当结合患者个人意愿及外科专家意见后做决定。

七、内镜治疗

FDA通过的GERD内镜治疗方法有三种：LES区域射频技术、内镜下缝合技术及LES区域注射技术。短期初步研究提示内镜治疗可以改善GERD症状评分、提高满意度及生活质量并减少PPI的用量。然而，目前尚无内镜治疗与药物治疗直接比较的数据。另外，也观察到一些少见但严重的并发症（包括穿孔、死亡等）。由于内镜治疗方法还处于起步阶段，许多问题还没有解决，包括：长时间的可接受性和安全性、GERD不典型症状的有效性等。因此，建议患者只在由训练有素的内镜医生操作的控制良好的临床试验中接受内镜治疗。对于确诊GERD并对PPI治疗有效的患者并不支持应用内镜治疗。

（上海交通大学医学院附属瑞金医院消化科 袁耀宗 汤玉茗）

参考文献

1. 潘国宗，许国铭，郭慧平等. 北京、上海胃食管反流症状的流行病学调查. 中华消化杂志，1999,19(4)：223-226
2. 李宝杰. 糜烂性食管炎的病理生理.世界华人消化杂志，8(10)：1128-1130
3. DeVault KR, Castell DO, American College of Gastroenterology. Updated guidelines for the diagnosis and Treatment of gastroesophageal EEflux disease. Am J Gastroenterol, 2005,100(1):190-200
4. Gordon C, Kang JY, Neild PJ, et al. The role of the hiatus hernia in gastro-oesophageal EEflux disease. Aliment Pharmacol Ther, 2004,20(7):719-732
5. Fennerty MB, Johnson DA. Heartburn severity does not predict disease severity in patients with erosive esophagitis. MedGenMed,2006,8(2):6
6. 贾道全，欧阳钦. 24小时食管pH监测在胃食管反流病中的诊断价值——与核素法及内镜诊断的比较. 中华消化内镜杂志，2001年2月第1期: 40-41
7. Ahlawat SK, Novak DJ, Williams DC, et al. Day-to-day variability in acid EEflux patterns using the BRAVO pH monitoring system. J Clin Gastroenterol,2006,40(1):20-24
8. 王家珑，侯晓华，吴小平等.胃食管反流病与质子泵抑制剂. 中华消化杂志，2003,23：176-179
9. Fock KM, Talley N, Hunt R, et al. EE port of the Asia-Pacific consensus on the management of gastroesophageal EEflux disease. J Gastroenterol Hepatol, 2004,19(4):357-367
10. Moss SF, Armstrong D, Arnold R, et al.GERD 2003——a consensus on the way ahead. Digestion,2003,67(3):111-117
11. Devault KR, Johanson JF, Johnson DA, et al. Maintenance of healed erosive esophagitis: a randomized six-month comparison of esomeprazole twenty milligrams with lansoprazole fifteen milligrams. Clin Gastroenterol Hepatol, 2006,4(7):852-859
12. Mine S, Iida T, Tabata T, et al. Management of symptoms in step-down therapy of gastroesophageal EEflux disease. J Gastroenterol Hepatol,2005,20(9):1365-1370
13. Donnellan C, Sharma N, PEEston C, et al.Medical Tre atments for the maintenance therapy of EEflux oesophagitis and endoscopic negative EEflux disease. Cochrance Database Syst EEv, 2005,18(2):CD003245
14. Arguedas MR, Heudebert GR, Klapow JC, et al. EE-examination of the cost-effectiveness of surgical versus medical therapy in patients with gastroesophageal EEflux disease: the value of long-term data collection. Am J Gastroenterol,2004,99(6):1023-1028

第六章 非糜烂性反流病

胃食管反流病（GERD）主要包括糜烂性食管炎（erosive esophagitis, EE）、非糜烂性反流病（non-erosive reflux disease, NERD）及 Barrett 食管(BE)。其中约65%～70%的 GERD 表现为 NERD。

第一节 定义

关于NERD定义的提法有几种。Genval工作会议报告提出的定义是：符合GERD的定义但内镜下未见BE及明确的食管黏膜破损者。在最近的GERD全球循证共识中，NERD的Montreal定义为，存在与反流相关的不适症状，但内镜下没有食管黏膜破损。在反流症状中应该把握好"烧心"一词的含义，烧心是指胃部或下胸骨后烧灼样感觉向咽部或颈部上升，而且是患者就诊的唯一或主要症状。有人建议用于描述GERD的烧心症状应该是与反流相关且能为抗酸药所缓解，而对于与反流无关且不能为抗酸药所缓解的"烧心"症状，最好不要归入GERD的范畴。

第二节 自然病程

了解NERD的自然病程有助于指导临床诊断和治疗，也涉及医疗资源的合理分配问题，并为进一步的临床研究提供一些有价值的线索。然而，到目前为止，我们对NERD的自然病程知之甚少。Fass等认为，GERD应该分为EE、NERD及BE等三个独立的疾病，其中一个意思是说，NERD是不会转变为EE或BE。Kuster等对107例GERD患者（其中33例为EE患者）进行了随访，随访过程中这些患者接受抗酸剂、H_2受体拮抗剂（H_2RA）或外科治疗，随访3年时发现只有2/73 (2.7%)的NERD患者发展为EE，随访6年时只有2/63 (3%)例NERD患者发展为EE。而Isolauri等完成的一个为期17～22年的随访研究则显示，有5/30 (17%) NERD患者发展为EE（Ⅰ级），但无病例发展至更严重级别的EE。最近也有学者对此提出质疑。早在10年前的一个研究就发现，在33例服用抗酸药和促动力药的NERD患者中，随访6个月后，5例在内镜下发展为食管炎，而且是否发展为食管炎与食管内酸暴露程度无关。他们对这些病例继续跟踪10年，在随访到的29例NERD患者中，有28例在停用抗酸药后症状复发，所以有75%的病例一直服用抗酸药；在这些病例中，对89%的NERD患者进行了内镜随访，有18例在内镜下发展为食管炎。Schindlbeck等对16例NERD患者进行了为期3年的随访发现，有4例在内镜下发展为食管炎，而且70%的病例在停用抗酸药后其症状与3年前相比无变化甚至恶化。同样地，McDougall等对17例NERD患者进行了为期3～4.5年的随访发现，59%每天服用抑酸药物，在接受了内镜随访的患者中24%发展成了食管炎。这些研究提示，Fass的观点并不准确，经过一定时期的随访NERD可能会发展为食管炎等。当然，我们还不能对此过早地下结论，需要有更多设计合理的自然病程方面随访的资料回答这个问题。进行NERD的自然病程观察将有助于说明：① NERD发展为食管炎的比例；② NERD发展为食管炎的危险因素；③ 现有的药物、内镜及手术治疗能否改变这种病程；④ 为预防其发展为食管炎和控制症状，NERD是否需要接受长期的维持治疗。

第三节 发病机制

对于EE来讲，其烧心症状产生的机制似乎比较容易理解，通常认为是胃酸等反流入食管，经黏膜破损处接触并刺激食管黏膜下化学敏感性的痛觉感受器。而对于NERD，完全用这个机制来解释似乎行不通。因为NERD食管黏膜并无破损，而且不足50%的患者食管内存在病理性酸反流，烧心与酸反流的相关性差。目前用于解释NERD烧心症状的产生主要有三大机制：食管敏感性增加、食管持久收缩及食管黏膜组织抵抗异常，而认为比较合理的是食管黏膜组织抵抗异常这一学说。

一、食管敏感性增加

食管敏感性增加说明食管外周或中枢神经功能可能存在缺陷，从而导致对食管内刺激的感觉增强。部分NERD患者存在食管滴酸试验阳性（Bernstein试验），说明对酸的化学刺激的敏感性增高。到目前为止，NERD是否存在对机械刺激的敏感性增高报道不一，存在争议。NERD对酸的化学刺激的敏感性增高可以解释为何其烧心症状与酸反流的相关性差，也有利于解释24h食管pH监测显示食管内酸反流在生理范围内者其烧心症状的产生。然而，酸的高敏感性只是观察到的一个现象，并不能证明食管敏感性增加的存在，例如食管内神经的功能缺陷。酸的高敏感性也不能区分开烧心症状的产生是由于食管内神经功能的缺陷所致，还是由于食管超微结构的改变导致食管内痛觉感受器接触腔内酸性反流物所致。

二、食管持久收缩

食管持久收缩是解释NERD烧心症状产生的另一个机制。食管纵行平滑肌的收缩时间延长，在人体内可以通过动态超声内镜观察食管壁的厚度来反映。有一项研究发现，对11例NERD患者同时进行24h食管pH监测和超声内镜动态观察，共记录到40次烧心症状，其中在28次烧心症状发生之前通过超声内镜观察到食管的持久收缩。与酸反流相比，食管持久收缩与烧心症状更具有相关性。另一个研究也发现，对15例NERD患者同时进行滴酸试验和超声内镜观察，在8例滴酸试验阳性的患者中，有7例烧心症状发生之前通过超声内镜观察到食管的持久收缩，而另外7例滴酸试验阴性的患者只有1例观察到这种现象。然而，食管持久收缩是通过压迫神经还是导致局部缺血引发这种症状，尚不清楚。而且，食管持久收缩与烧心症状相关，但是否存在因果关系值得商榷。因为食管持久收缩与烧心症状可以是由于同一个因素促发，即食管细胞间隙的酸化并刺激感受器。食管持久收缩是局部短反射的结果，而烧心症状的产生是经过大脑中枢长反射的结果，故食管持久收缩早于烧心症状的发生可能是由于它们神经传导的时间不同所致。

三、食管黏膜组织抵抗异常

完整的食管黏膜上皮屏障包括细胞膜及其之间的紧密连接，食管黏膜组织抵抗异常是指食管黏膜上皮屏障功能障碍。酸和胆汁等通过破坏黏膜上皮屏障，导致膜电位和跨膜电阻抗下降，从而使黏膜对水、电解质及小分子物质的通透性增加。细胞间隙增宽（dilated interstitial space, DIS）等超微结构的改变已在动物模型和GERD（包括NERD）患者中观察到，并有可能成为诊断NERD的一个客观诊断标准。食管对酸的敏感性增加可能是由于食管黏膜屏障功能障碍，酸等通过增宽了的细胞间隙而作用于食管黏膜的神经末梢，引起烧心、胸痛等症状。食管黏膜组织抵抗异常也有助于帮助解释机械敏感性增高，因为部分患者在行食管滴酸试验后存在对食管球囊机械扩张的敏感性增高。食管黏膜组织抵抗异常可能成为解释NERD烧心症状的合理机制。从某种意义上讲，EE是在宏观上存在食管黏膜组织抵抗异常，而NERD是在微观上存在食管黏膜组织抵抗异常。

第四节 亚型研究

由于不足一半的NERD其24h食管pH监测为阳性，且相当一部分NERD对PPI的治疗反应差；故推测NERD可能是一组异质性疾病，可能由发病机制不同的几个亚型组成。Martinez SD等对71例NERD患者进行了24h食管pH监测及症状指数（symptom index, SI）分析后，提出NERD可能由三个亚型组成：①烧心症状的产生与食管内病理性酸反流有关，属于典型的GERD，约占50%；②对于部分烧心患者，其食管内酸反流在生理范围内，但症状的产生与酸反流相关（SI阳性），属于高敏感食管，约占18.5%；③另有少数烧心患者，其症状的产生与酸反流无关，即24 h食管pH监测显示生理范围内的酸反流，且症状指数为阴性，属于"功能性烧心"，约占31.5%。我们也进行过类似的研究，对82例在消化专科门诊连续就诊的NERD患者，依顺序进行胃镜检查及24 h食管pH监测等检查，发现食管内存在病理性酸反流的NERD约占29.3%（24例）；在检查当日有烧心症状发生的42例食管内酸反流在生理范围内的患者中，症状的产生与酸反流相关（SI阳性）占45.2%（19例），而SI阴性者占54.8%（23例）。NERD的第二个亚型包括了酸高敏感食管和表现为不典型症状者，第三个亚型其症状产生的原因可能是由于精神心理因素等的影响。但由于他们具有GERD的典型症状而与第二个亚型较难区分，故既往被归入GERD的范畴。

这种分类方法有助于指导临床治疗和研究发病机制。从临床角度看，目前第一个和第二个亚型有相对比较好的治疗手段，而第三个亚型的治疗比较棘手。对第一个亚型治疗的目标就是控制胃酸和症状，这是合乎逻辑的。由于24h食管pH监测在临床实际工作中较难常规实施，第二、三个亚型有一个相对简单的鉴别方法——PPI试验，因为前者对双倍剂量的PPI有效。对于第二个亚型的治疗有一些新的进展，一个是$GABA_b$受体激动剂——巴氯芬，它可以有效地控制食管下括约肌的一过性松弛和控制反流症状。另一个是$5-HT_4$受体部分激动剂——替加色罗，因为它可以增加胃排空和降低因胃底扩张而诱发的食管下括约肌的一过性松弛。而对于第三个亚型的治疗，可以尝试使用小剂量的三环类抗抑郁药等。

当然，有人建议将内镜下阴性的"烧心"分为存在病理性酸反流的"NERD"与食管内酸暴露正常的"功能性烧心"，因为两者的临床特征是不同的，在食管裂孔疝的发生率(49% vs31%, P=0.008)、食管下括约肌压力(18.5 vs28.4mmHg, P<0.05)及白天立位时≥5的酸反流时间(3.6 vs0.37, P<0.05)方面均存在明显差异。也有人建议，在实际临床工作中，可根据NERD患者对PPI治疗反应分为PPI治疗有效和无效两种情况，从而指导临床上进一步用药。

最近的罗马Ⅲ标准则结合24h食管pH监测和PPI治疗试验，将NERD和功能性烧心鉴别开来，对于只有烧心症状，而24h食管pH监测阴性、症状指数阴性并对PPI治疗无反应者，则归为功能性烧心。具体见图6-1。

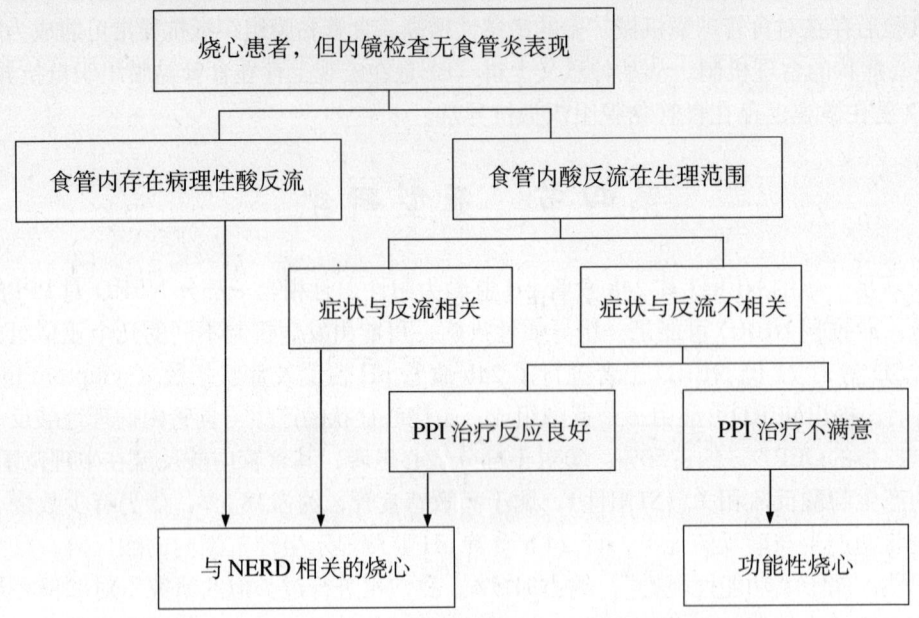

图6-1 NERD和功能性烧心的鉴别

注：结合24 h食管pH监测和PPI治疗试验，对存在烧心但内镜检查无食管炎表现的患者的进一步分型，功能性烧心是指没有发现支持NERD的依据。然而区分每一步的准确界限还没有明确。

第五节 诊断方法

到目前为止，NERD主要是依赖于症状学特点进行诊断，症状是NERD诊断的必备条件。NERD的症状分为典型症状和非典型症状，而最主要的反流症状是烧心，可合并或不合并反流。当患者以烧心症状为主诉时，如能排除可能引起烧心症状的其它疾病，且内镜检查未见食管黏膜病变时，即可做出NERD的诊断。已有不少研究尝试探讨NERD的客观诊断方法，但均有一定的局限性。

一、内镜检查

内镜检查可作为诊断EE的"金标准"，但对于NERD只是一个排除性的检查。对于烧心患者，进行内镜检查有助于确定有无反流性食管炎及有无合并症和并发症，如食管裂孔疝、食管炎性狭窄以及食管癌等。目前有学者正在尝试使用放大内镜、染色内镜和共聚焦内镜对 NERD 进行检查，可显示局部微小病变。周丽雅等学者应用高清晰内镜对 NERD 进行诊断研究后认为，将 NERD 高清晰内镜下锐齿型、破碎型、三角延伸型、舌样延伸型的齿状线之一合并贲门黏膜绒毛样不平定为内镜阳性的主要指标，贲门松弛是支持诊断的标准。有关通过内镜观察食管黏膜微小病变用于 NERD 的诊断，目前证据尚不充分，有待进一步研究。

二、24 h 食管 pH 监测

24h 食管 pH 监测一直以来被认为是诊断 GERD 的"金标准"，但近年来有报道，只有约 50% 的 NERD 患者其 24h 食管 pH 监测显示存在病理性酸反流。我们对 82 例 NERD 患者进行 24 h 食管 pH 监测亦显示，只有 29.3% 的 NERD 患者存在病理性酸反流。因此，24h 食管 pH 监测不能作为诊断 NERD 的"金标准"，其对 NERD 的诊断价值见上述有关对 NERD 亚型的分析中。临床上可用于部分试验性 PPI 治疗无效的患者。

近年来，无线食管 pH 胶囊（即 Bravo 胶囊，经胃镜将 pH 监测胶囊夹在食管黏膜上，应用无线接受装置储存监测结果）的应用使食管pH监测更为方便，易于接受，且可行食管多部位(远端、近端及下咽部等)及更长时间(48～72 小时)监测，在接近生理状态下进行检查，有可能在一定程度上提高酸反流检测的敏感性。其与腔内阻抗技术联合应用对明确在 PPI 治疗中效果不佳的 GERD 是否存在非酸反流有一定帮助，但目前国内经验不足。

三、PPI 治疗试验

PPI 治疗试验是指使用短程大剂量的 PPI 作为治疗试验，用于诊断 GERD。有一项荟萃分析显示，以内镜诊断或24h食管pH监测作为"金标准"，PPI治疗试验的敏感性和特异性分别为71%和41%，提示PPI治疗试验虽然具有临床使用价值，但也不能作为精确诊断GERD的试验。与其它检查和诊断试验相比，PPI治疗试验应当是目前临床对NERD最为实用的诊断方法，但对于存在病理性酸反流的 NERD，其诊断的特异性和敏感性也只有60%～80%左右；而对于无病理性酸反流的NERD，其对PPI的反应就更差些。我们最近进行的一个埃索美拉唑治疗胃食管反流病的随机、双盲、安慰剂对照临床试验研究的初步结果亦显示，埃索美拉唑（40mg qd）治疗 NERD 有较高的敏感性和特异性。

四、食管测压

通过食管测压，可以了解食管的蠕动功能、下食管括约肌的静息压和一过性下食管括约肌松弛（TLESR）的发生频率，帮助了解食管胃连接部的屏障功能、食管体部清除功能以及上食管括约肌的屏障功能，但不能直接反映反流和诊断NERD。临床上可用来确定食管pH监测电极的放置位置，也可为抗反流手术的术前准备提供帮助，以便排除贲门失弛缓症等动力性疾病。

五、腔内阻抗技术

腔内阻抗技术可明确反流物的性质（气体、液体或气体液体混合物），其与24h食管pH监测联合应用可以明确反流物为酸性或非酸性，同时明确反流物与反流症状的关系，可以监测出所有的反流事件，并可对抗反流屏障的功能做出最合理的判断，比两者单独应用要有优势，对GERD进行监测可以说明一些问题，但该技术分析系统颇为复杂，而且费用昂贵，较难实施。

六、食管黏膜活检

远端食管黏膜活检可发现一些反流的典型组织学改变，但其诊断价值一直存在较大的争议。早在1970年，有学者就发现，虽然部分GERD在内镜下肉眼观察并无异常，但在组织病理学有一些特征性改变，最为明显的是基底细胞增生、乳头肌延长及食管黏膜内嗜酸性细胞和/或多形核细胞的浸润等；但Shindlbeck NE等认为虽然NERD可以出现一些组织学改变，但推荐对NERD进行常规的活检，其组织病理学改变并无助于NERD的诊断。既往的研究认为，食管黏膜的组织学改变对NERD的诊断价值有限，可能与他们的入选标准和组织学判断标准有关。近来有学者发现，食管黏膜的组织学改变对于发现GERD（包括NERD）显微镜下炎症和可修复性损伤是一个准确和可靠的手段。他们对119例GERD（包括59例NERD）进行内镜检查，在齿状线及其上2cm、4cm处取活检，判断坏死/糜烂、上皮内嗜酸性细胞/多形核细胞的浸润、基底细胞增生及乳头肌延长等组织学改变情况，发现上述组织学改变存在于96%的EE和76%的NERD患者中。总的来讲，组织学改变诊断GERD的敏感性和特异性分别为84%和85%。

七、食管黏膜超微结构的改变

最近有研究表明，NERD虽然在内镜下食管黏膜未见损伤，但可能存在超微结构方面的变化。Charles CN等在酸灌注动物食管模型中，发现细胞间隙增宽，同时细胞膜电位下降，通透性增大。细胞间隙增宽很可能是食管内酸、胆汁、胃蛋白酶损伤造成细胞的钠泵功能障碍，通透性降低，水钠潴留。因此从食管黏膜微观病理结构改变的角度寻找诊断NERD特征性表现，可能对探讨NERD的诊断有较大意义。最近Calabrese C等对28名GERD与十二指肠胃食管反流者进行食管黏膜微观病理结构改变的研究，发现两者细胞间隙亦增宽，并大于对照组，并确定GERD细胞间隙临界值为0.74μm。有学者认为，食管黏膜细胞间隙增宽是诊断NERD的一个较为敏感的指标。我们也探讨过类似的问题，对10例正常对照组、39例NERD及10例EE患者进行内镜检查并做食管黏膜活检，标本送透射电镜观察。根据24h食管pH监测结果，将NERD分为病理性酸反流组及生理性酸反流组，发现非糜烂性反流病的细胞间隙明显宽于正常对照组，但与EE无明显差别；NERD病理性酸反流组的细胞间隙明显宽于生理性酸反流组（见图6-2）。最近Calabrese等人发现，对22例NERD患者进行为期3个月或6个月的奥美拉唑（40mg/d）治疗后，除1例外所有患者增宽的细胞间隙恢复至正常，烧心症状也随之消失。虽然作者认为细胞间隙恢原宽度是诊断包括NERD在内的所有GERD患者的一种可靠的客观指标，并建议用于NERD临床试验中判定治疗效果，

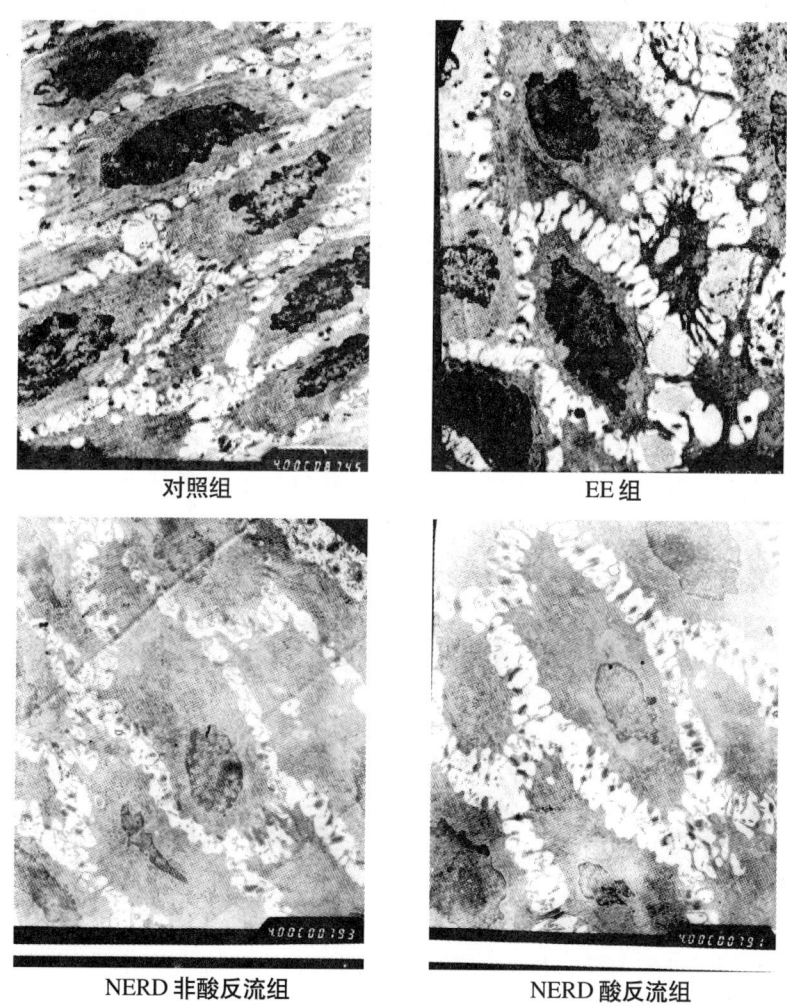

图6-2 电镜下食管黏膜细胞表现（×4000倍）

注：电镜下表现：细胞器如细胞核、细胞膜等细胞结构基本完整，但可见细胞间隙水肿增宽，部分细胞间隙增宽明显，其间桥粒减少甚至消失，细胞间隙内单位面积桥粒的数目也相应减少。

但它要成为一种临床诊断方法，还有一段距离。

八、多种检查方法联合在NERD诊断中的作用

在周丽雅等的研究中，将24h食管pH监测、高清晰内镜及PPI试验联合起来对NERD进行诊断，以其中至少2项阳性作为NERD的诊断标准，可以提高NERD的诊断率。高清晰内镜诊断NERD的敏感度和特异度分别为77.5%和75%，准确度为77.4%。24h食管pH监测诊断NERD的敏感度和特异度分别为74.1%和100%，准确度为77.4%。并将NERD进一步分型的同时提出NERD及功能性烧心的诊断标准（见表6-1）。

我们的观点是，在临床上若患者以烧心症状为主诉时，且能排除可能引起烧心症状的其它疾病，内镜检查未见食管黏膜病变，即可做出NERD的初步诊断。如PPI试验有效，则

表 6-1　NERD 及功能性烧心等的诊断标准

	症状	内镜	24h 食管 pH 监测	PPI 试验
非糜烂性反流性食管炎	+	+	+	−
	+	+	−	+
症状性胃食管反流病	+	−	+	+
疑似 NERD	+	+	−	−
	+	−	+	−
功能性烧心	+	−	−	−

基本上可明确诊断。对于 PPI 治疗无效的病例，可做 24h 食管 pH 和/或胆汁监测，远端食管黏膜活检可做初步尝试。细胞间隙的测定目前只建议用于科研探索。

第六节　药物治疗

NERD 的治疗目标是缓解症状，提高患者的生存质量。目前的治疗方法以药物治疗为主，内镜抗反流治疗及手术治疗在 NERD 病人中的治疗经验不多。

一、抑酸治疗

抑酸治疗在 NERD 治疗中起着重要作用，尤其是 PPI 的应用使大部分患者的临床症状得以控制，生活质量得以改善。对于 NERD 患者，服用 PPI 的方法有间歇治疗、维持治疗和按需治疗等。间歇治疗是指由医生事先制订治疗方案，当 NERD 患者烧心等症状复发时，即给予 1～2 周的短程抑酸治疗。按需治疗则是由患者自主掌握，只在症状出现时用药，持续使用至症状缓解。由于没有足够的证据表明 NERD 会发展为 EE 或其它并发症，且 NERD 患者的症状常常间歇发作，故维持治疗对于 NERD 可能并不可取，也不符合药物经济学原则。

已有不少研究显示，按需治疗在一部分 NERD 患者确实是个行之有效的方法。在有关 NERD 的临床药物验证中，研究终点主要包括：①愿意继续服用这种药物的患者所占比例；②按需治疗中平均每天服用研究药物的量（片数）；③需要加服抗酸药作为补救措施的情况；④生活质量的改善情况。有研究发现，每日一次服用埃索美拉唑 80mg 与每日一次服用 40mg，在第 3 天和第 7 天进行比较，前者起效快、应答率高，分别为 82% vs 45%（第 3 天）和 95% vs 65%（第 7 天）；在按需治疗中平均每天服用埃索美拉唑的药物量为 0.29～0.43 片。在一项多中心、随机、双盲、安慰剂对照的研究中，对 NERD 患者首先进行为期 1 个月的开放治疗（雷贝拉唑，10mg/d），然后进行 6 个月的随访，分别按需服用雷贝拉唑（10mg/d）和安慰剂；第一个月结束时，523 例 NERD 患者中有 432 例（83%）症状完全缓解；在按需治疗阶段，因症状控制不满意而终止治疗者分别为 20%（雷贝拉唑组）及 6%（安慰剂组）。在服用雷贝拉唑的患者中，59% 在 4 天内症状完全缓解，30% 在 1～2 天内症状完全缓解；在按需治疗中，平均每 4 天需要 1 片雷贝拉唑控制烧心症状。

虽然近年不断有新的、显效迅速、抑酸强度强的 PPI 问世，但 NERD 的 PPI 药物治疗仍存在一些问题，如需要维持治疗、夜间酸突破、对非酸反流无治疗作用、对 NERD 疗效欠佳。新的抑酸剂的开发研制可能会为治疗 NERD 提供一些选择。这些药物在将来 NERD 治疗中具有潜在的作用，但它们更确切的作用仍需要进一步确定。

二、γ-氨基丁酸($GABA_b$)受体激动剂

由于一过性下食管括约肌松弛（transient lower esophageal sphincter relaxation, TLESR）是发生胃食管反流的主要机制，因此 TLESR 成为治疗的有效靶点。近年来，已研究出许多抑制 TLESR 的药物，包括 $GABA_b$ 受体激动剂、CCK-A 拮抗剂、NO 合酶抑制剂、抗胆碱能类、吗啡、生长激素抑制剂及 5-羟色胺拮抗剂。$GABA_b$ 受体激动剂巴氯芬是目前控制 TLESR 发生率最有前景的药物，它通过抑制迷走神经信号的传入、迷走神经中枢孤束核和背核间信号传递及迷走神经信号的传出，强力抑制食管下端括约肌的松弛，从而使胃食管反流的次数减少。有研究显示，巴氯芬既有短期作用，也有长期作用，可显著减少反流次数和食管酸暴露时间，还可明显改善十二指肠胃食管反流及其相关的反流症状。

三、替加色罗

替加色罗是一种氨基胍吲哚类化合物，为 $5-HT_4$ 受体部分激动剂。国内外研究证明，相对于安慰剂而言替加色罗治疗肠易激综合征伴便秘和慢性便秘有一定的优势。相对而言，替加色罗对 GERD 的治疗方面的研究则较为少见。Kahrilas PJ 等进行的一项为期5个周期（每个周期为2周）的交叉研究（n=19），发现替加色罗（1mg/d 和 4 mg/d）对存在异常酸暴露的 GERD 患者，可使其在进食后的酸暴露时间减少 50%；1mg/d 和 4 mg/d 替加色罗可减少反流发作次数；用药后 1～2.5 小时短暂性食管下括约肌松弛次数明显减少。并且认为，替加色罗减少异常酸暴露的机制可能与其增加食管的酸清除力、加速胃排空和减少短暂性下括约肌松弛次数有关。最近的一个研究也表明，对于功能性烧心患者，替加色罗 6mg bid 可以明显地增加食管对球囊机械扩张的痛阈。

对于功能性烧心，采用小剂量三环类抗抑郁药、其它抗抑郁药及精神心理治疗可能有一定帮助；巴氯芬对功能性烧心的治疗效果目前正在评价中；抗反流手术治疗功能性烧心的效果应该不如真正的 GERD 那么理想。

（中山大学附属第一医院消化科　熊理守、陈旻湖）

参考文献

1. Vakil N, Van Zanten SV, Kahrilas P, et al. The Montreal definition and classification of gastroesophageal reflux disease: a global evidence-based consensus. Am J Gastroenterol, 2006, 101(8): 1900-1920
2. Martinez SD, Malagon IB, Garewal HS, et al. Non-erosive reflux disease (NERD) -acid reflux and symptom patterns. Aliment Pharmacol Ther, 2003, 17(4): 537-545
3. Pace F, Porro GB. Gastroesophageal reflux disease: A typical spectrum disease (A new conceptual framework is not needed). Am J Gastroenterol, 2004; 99: 946-949

4. Kuster E., Ros E., Toledo-Pimentel V., et al. Predictive factors of the long term outcome in gastro-oesophageal reflux disease: Six year follow up of 107 patients. Gut, 1994,35:8-14
5. Galmiche JP, Clouse RE, Balint A, et al. Functional esophageal disorders. Gastroenterology, 2006, 130: 1459-1465
6. Patrizia Z, Vincenzo S, Luca M, et al. Reassessment of the Diagnostic Value of Histology in Patients with GERD, Using Multiple Biopsy Sites and an Appropriate Control Group. Am J Gastroenterol, 2005, 100: 2299-2306
7. Barlow WJ, Orlando RC. The pathogenesis of heartburn in nonerosive reflux disease: a unifying hypothesis. Gastroenterology, 2005, 128: 771-778
8. Caviglia R, Ribolsi M, Maggiano N, et al. Dilated intercellular spaces of esophageal epithelium in nonerosive reflux disease patients with physiological esophageal acid exposure. Am J Gastroenterol, 2005, 100(3): 543-548
9. Villanacci V, Grigolato PG, Cestari R, et al. Dilated intercellular spaces as marker of esophageal reflux: histology, semiquantitative score and morphometry upon light microscopy. Digestion, 2001,64: 1-8
10. Calabrese L, Fabbri A, Bortolotti M, et al. Dilated intercellular spaces as a marker of oesophageal damage: comparative results in gastro-oesophageal reflux disease with or without bile reflux. Aliment Pharmacol Ther, 2003, 18: 525-532
11. Calabrese C, Bortolotti M, Fabbri A, et al.Reversibility of GERD Ultrastructural Alterations and relief of Symptoms After Omeprazole Treatment. Am J Gastroenterol, 2005,100(3): 537-542
12. 刘韶辉,熊理守,陈旻湖等.非糜烂性反流病食管黏膜超微结构的研究.中华消化杂志,2006, 26（1）：18-21
13. 熊理守,陈旻湖,林金坤等.胃酸和十二指肠胃食管反流在非糜烂性反流病中的作用.胃肠病学,2006,11(8): 468-472
14. Bytzer P, Blum A, Herdt D, Dubois D. The Trial. Investigators. Six-month trial of on-demand rabeprazole 10 mg maintains symptom relief in patients with nonerosive reflux disease. Aliment Pharmacol Ther, 2004,20: 181-188
15. Zacny J, Zamakhshary M, Sketris I, et al. Systematic review: the efficacy of intermittent and on-demand therapy with histamine H_2-receptor antagonists or proton pump inhibitors for gastro-oesophageal reflux disease patients. Aliment Pharmacol Ther, 2005,21: 1299-1312
16. Kahrilas PJ, Quigley EMM, Castell DO, et al. The effects of tegaserod (HTF 919) on oesophageal acid exposure in gastro-oesophageal reflux disease. Alimentary Pharmacology & Therapeutics, 2000,14(11): 1503-1509
17. Rodriguez-Stanley S, Zubaidi S, Wolff M. Tegaserod Significantly Improves Esophageal Mechanical Pain Threshold, Regurgitation, and Global Preference Vs. Placebo in Patients With Functional Heartburn. Gastroenterology, 2004,127: 331-333
18. 薛艳、周丽雅、林三仁等.高清晰放大内镜诊断非糜烂性反流病的研究.中华内科杂志, 2006，45（5）：389-392

第七章 非心源性胸痛

非心源性胸痛（non-cardiac chest pain，NCCP）是指排除心脏因素所引起的复发性胸骨后疼痛[1, 2]。有学者认为NCCP的命名不够准确，因为少数复发性胸痛患者即使检查显示冠状动脉正常，其胸痛仍有可能由心脏因素引起（如心脏X综合征），因此建议命名为不能解释的胸痛(unexplained chest pain, UCP)[2]。通常所称的NCCP或UCP实际是专指食管源性或推测为食管源性的胸痛[1]。NCCP最常见的病因是胃食管反流病(GERD)[3]；亦有相当部分NCCP未能找到明确病因，被称为推测为食管源性的功能性胸痛(functional chest pain of presumed esophageal origin)[4]。发作性胸痛患者大多首先就诊于急诊科或心血管科，其中半数以上患者可排除心脏疾病[5]。然而，在这类可排除心脏因素引起胸痛的患者中，相当一部分仍然会被反复发作的胸痛所困扰，不少仍然认为自己患有心脏病[6]，由此而严重影响生存质量，并造成医疗资源的巨大耗费。NCCP为常见病，临床上诊断有一定困难，部分患者治疗效果不理想，我国的有关研究工作尚少，因此应予充分重视。

第一节 定义

胸痛十分常见，有人估算大约1/4的人在一生中经历过至少一次胸痛[7]。有研究表明，由于胸痛或其它提示急性心肌缺血症状而急诊的患者中，多达55%是非心源性的[5]。普通门诊胸痛患者中NCCP所占的比例则尚未有系统的研究报告。美国报道，每年因为胸痛而接受冠状动脉造影检查的患者中，约30%没有发现冠心病的证据[8]见图7-1。

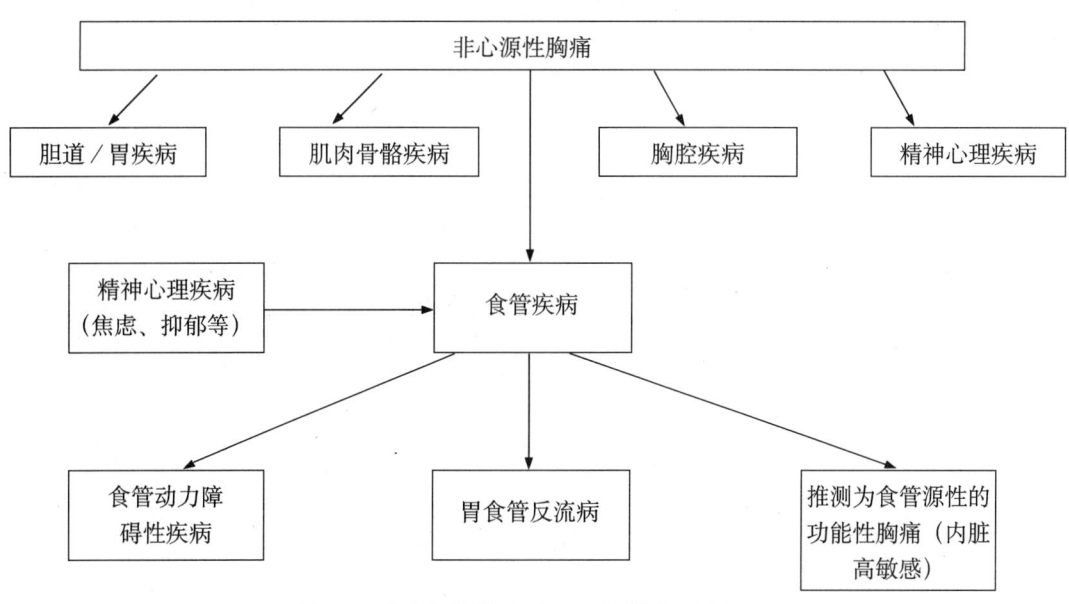

图7-1 非心源性胸痛（NCCP）的主要病因

有关NCCP的患病率，基于人口学的研究不多。NCCP是胃食管反流病（GERD）最常见的非典型表现。西方的报告中，普通人群NCCP的患病率从23%~33%不等，男女无明显差异[3,9]。亚洲相关的研究很少，Wong电话调查2209例香港居民中NCCP有307例（13.9%）[10]。据估测，普通人群NCCP平均年患病率大约25%[11]。有流行病学的研究显示，成人NCCP的患病率总体来说随年龄增长而下降[3,9]，但在50~59岁的女性中患病率最高[9]。

第二节 自然病程

对NCCP自然病程的研究还很缺乏。不过，NCCP患者的长期预后似乎较好，很少死于冠心病或其它心血管病。一项研究中对NCCP患者进行了长达11年的随访，只有4.3%的人死于心血管相关事件[12]。相反，大部分患者仍然长期存在胸痛，症状的严重程度和出现频率并不随时间的推移而减少[11,12]。而且，许多NCCP患者因为胸痛而影响工作和日常生活，并频繁就诊、住院[13]。

第三节 病理生理学

多种疾病均可引起NCCP，而且这些潜在病因常常相互重叠。NCCP的主要病因如图7-1所示[1]。胃食管反流病、食管动力障碍性疾病和推测为食管源性的功能性胸痛是NCCP的三大病因。

一、GERD与NCCP

西方人群中，GERD是NCCP最常见的病因[11,14]，占40%~60%。亚洲相关的研究结果不一。国内柯美云等报告52例NCCP中，82.7%（43例）为GERD[15]。林金坤等[16]发现GERD占NCCP的70%（44/63）。陈健等[17]报告，NCCP中符合GERD的占32.3%，其中近一半合并食管动力异常。香港Lau等研究了108例NCCP，28.7%(31例)有异常酸反流[18]。Wong等基于人口学的问卷调查中，NCCP患者中51%有GERD[10]。有典型反流症状的患者中，NCCP的患病率较高。Locke等报告，在经常（每周至少一次）出现烧心的患者中，37%有NCCP，比例高于不经常（少于每周一次）出现烧心的患者（30.7%），而没有反流症状的人群中，只有7.9%有NCCP[3]。新近南美的研究得出了类似的结果，上述三类人群中NCCP的患病率分别为37.6%、28.3%和12.2%[19]。10%~70%的NCCP患者内镜检查发现糜烂性食管炎，不同的研究相差很大，可能是由于研究的人群不同[11]。一般来说，NCCP患者中食管黏膜损伤不太常见，估计发生率在25%以下。GERD与NCCP相关并不表明两者存在必然的因果关系。许多研究中，患者出现异常酸反流与胸痛的发生并没有必然的联系，酸反流并不经常伴有胸痛。然而研究表明，80%以上有糜烂性食管炎或pH监测异常的NCCP患者对抗反流治疗显效（胸痛消失或明显减轻）[11,8,15,16]，提示GERD很可能就是导致胸痛的原因。GERD引起胸痛的机制未完全明确，可能与酸反流引起食管损伤、继发性动力异常、食管对酸高敏感等有关。

二、食管动力障碍性疾病（esophageal motility disorder）与 NCCP

某些食管动力障碍性疾病（如弥漫性食管痉挛和贲门失弛缓症）可有胸痛症状，但NCCP患者中，食管动力障碍性疾病相对较少，而且相当一部分测压显示存在食管动力异常的患者同时存在 GERD。一项研究显示，不伴吞咽困难的 NCCP 患者中，30% 有食管动力异常，在伴有吞咽困难的患者，这个比例提高到45%[22]。Katz 等[23]在 910 例 NCCP 中发现 28% 存在食管动力异常，最常见的是胡桃夹食管（nutcracker esophagus），占48%，其它依次为非特异性食管动力疾病（non-specific esophageal motility disorder, NEMD）、弥漫性食管痉挛（diffuse esophageal spasm, DSE）、LES压力增高和贲门失弛缓症。但是，Dekel等[22]报告LES压力降低是NCCP患者中最常见的食管动力异常（61%），然后是LES压力增高、NEMD 和胡桃夹食管（各占10%）。国内相关的研究样本量不大，在NCCP患者中同样发现了多种食管动力异常，主要有 NEMD、LES 压力增高、胡桃夹食管、弥漫性食管痉挛、贲门失弛缓症等[15-17]，只有个别研究[16]提到 NEMD 患者吞水试验过程中有胸痛发作，其它研究并未明确说明测压发现食管动力异常的同时是否存在胸痛。其实，食管测压显示的动力异常很少与胸痛发作有关，即使动力没有正常化，胸痛也可能改善[11]。Achem 等[24]报告有 GERD 和胡桃夹食管的NCCP患者接受抗反流药物治疗后大多数胸痛减轻，但其中只有少数患者食管动力正常化，提示胸痛的原因可能是 GERD 而未必是胡桃夹食管。食管动力疾病与 NCCP 的关系还有争议，主要是因为患者接受食管测压时，存在动力异常的同时并不经常出现胸痛。

三、推测为食管源性的功能性胸痛(functional chest pain of presumed esophageal origin)

最新的功能性胃肠病罗马Ⅲ 诊断标准中，推测为食管源性的功能性胸痛定义为反复发作的无法解释的胸痛，疼痛常常位于中间且具有内脏痛的特点[4]。诊断必须包括以下所有条件：非烧灼样胸骨后疼痛或不适；没有胃食管反流导致该症状的证据；没有食管动力障碍性疾病的组织病理学依据；诊断之前症状出现了至少 6 个月，近 3 个月满足以上标准[4]。

推测为食管源性的功能性胸痛是 NCCP 的重要病因之一，排除 GERD 后，相当一部分NCCP可归入此类。目前的研究发现该病有以下病理生理学表现：感觉异常、中枢信号处理异常和食管动力异常、精神心理异常等。前已述及，食管动力异常与胸痛的关系还有争议，多数学者认为内脏高敏感（感觉异常、中枢处理异常等）是功能性胸痛的主要发病机制。

四、内脏高敏感(visceral hypersensitivity)

内脏高敏感是一种对内脏刺激感觉增强的现象，这种增强不依赖于刺激强度[11]，即引起内脏疼痛或不适的阈值降低，内脏对生理性刺激产生不适感，或对伤害性刺激反应强烈。目前认为，食管高敏感在NCCP症状的产生和持续中具有重要作用。NCCP患者的内脏高敏感既可存在于外周，又可存在于中枢。食管感觉传入神经外周致敏可能导致继发的对食管黏膜生理或病理性刺激的反应增高[25]。而脑或脊髓后角水平的中枢致敏可能调节传入神经功能从而增强对腔内刺激的感觉[25]。外周和中枢致敏的具体机制未明。食管高敏感即使在初始刺激结束和黏膜愈合后仍继续存在，这种高敏感持续的关键机制还有待明确。

多个研究采用球囊扩张或电刺激的方法证实NCCP患者的痛阈（pain threshold）降低[11]。

Rao等[26]的研究专门纳入功能性胸痛的患者,发现在球囊扩张过程中,诱发患者胸痛的感觉阈明显低于健康对照组。即使静脉注射阿托品松弛食管平滑肌后,这种现象依然存在。由此提出感觉过敏是功能性胸痛的主要机制,而不是食管动力障碍[26]。

Sarkar等[27]的研究表明,在远端食管行酸灌注后,近端食管的痛阈降低,NCCP病人比健康志愿者痛阈降低更明显,持续时间也较长。而且,胸壁的痛阈也降低。远端食管重复的酸暴露可以导致近端食管继发的痛觉超敏(allodynia),痛觉超敏是指非伤害性刺激却引起疼痛感觉。同时出现内脏和躯体痛觉高敏感的原因可能是中枢致敏(如脊髓神经元兴奋性增高)。进一步的研究发现,有GERD的NCCP患者近端食管的痛阈低于正常对照,接受大剂量PPI治疗后,有些病人痛阈提高。食管高敏感部分对抗反流治疗有反应[28]。

一个项小样本的研究发现有胡桃夹食管的NCCP患者也存在内脏高敏感,似乎内脏高敏感才是使患者出现症状的主要机制,但这项研究没有检查患者是否存在GERD[29]。

有学者提出NCCP患者对食管内刺激的中枢信号处理过程发生了改变,他们用皮层诱发电位作为一种客观手段来评估主观疼痛感觉。对食管刺激的感觉增强也可能是由于大脑皮层对内脏感觉传入的信号处理增强,而不仅是内脏感觉传入通路的高敏感反应[25]。新近的研究[30]发现,伴有食管高敏感的NCCP患者也许可以根据其感觉反应和神经生理学特征分为不同的亚组。一部分NCCP患者自主神经功能失调,但很多情况下中枢和自主神经的因素都有涉及,中枢因素也可能导致自主神经功能失调[31]。

五、精神、心理异常

据估计,17%~43%的NCCP患者存在某种精神心理异常[11]。胸痛也是惊恐发作(panic attack)的表现之一。有研究甚至发现,因胸痛而急诊的患者中,高达25%符合惊恐性障碍(panic disorder)的诊断标准[32]。研究报告惊恐性障碍(24%~70%)、焦虑(33%~50%)和抑郁(11%~22%)的患病率较高。精神心理因素和功能性胸痛有关,但它们的潜在作用复杂[4]。和许多功能性胃肠病一样,精神心理疾患也许是促使患者就医的原因,而未必是导致胸痛的直接原因[1]。

六、NCCP的其它机制

1. 冠脉血流减少:食管与心脏的感觉神经支配重叠,酸化远端食管可以影响冠脉血流。Chauhan等[33]发现在X综合征患者的远端食管滴酸后,部分病人冠脉血流减少,出现典型心绞痛,提示存在食管心脏抑制反射(esophagocardiac inhibitory reflex)。

2. 食管持续收缩:Balaban等[34]利用高频腔内超声证实,持续时间长的食管纵行平滑肌收缩与NCCP患者的胸痛关系密切。Pehlivanov等[35]的研究提示食管收缩的持续时间较长与胸痛有关,而持续时间短则与烧心有关。而且,在烧心与酸反流事件无关的患者中也观察到食管持续收缩,提示这种收缩也可能与食管相关症状如胸痛有关。但是,高频腔内超声高度依赖操作者,也许并不总是一种客观的评价方法,上述研究也缺乏其它研究小组的重复验证。目前尚难以判定食管持续收缩是NCCP的直接发病机制还是一种附带现象。

综上所述,NCCP最常见而又明确的病因是GERD(大多数为NERD);有些食管动力障碍性疾病胸痛与该病的其它症状共存,如仅有胸痛而食管压力测定发现食管动力异常,胸痛与食管动力异常的关系则并不明确，而且要注意是否与 GERD 共存；未能找到明确病因的胸痛便归入推测为食管源性的功能性胸痛之列。NCCP的发病机制尚未完全阐明，PPI的疗效肯定了胃食管反流与胸痛的因果关系，但具体作用机制未明。内脏高敏感被认为是 NCCP 的重要发病机制。精神心理因素在部分 NCCP 的发病中起重要作用。

第四节 临床表现

呼吸系统疾病、肌肉骨骼疾病、腹腔病变、胸壁病变等引起的NCCP各有其相应的临床表现，多种多样，轻重不一，下面介绍食管源性胸痛的临床表现。

一、胸痛

NCCP的特点与"心绞痛"相似，表现为胸骨后或胸骨下挤压性绞痛，也可为钝痛或隐痛。口服抗酸剂和PPI后部分患者疼痛可缓解。GERD引起的胸痛常位于胸骨后剑突下，严重者为剧烈刺痛或绞痛，向背、颈、肩甚至耳后放射，酷似心绞痛或胸膜炎引起的疼痛，部分伴有吞咽困难。胸痛可由餐后、嗳气以及造成胃食管反流的动作诱发，饮水、饮牛奶、服用抗酸剂等可能缓解症状。贲门失弛缓症的典型胸痛位于胸骨后及上腹剑突下，为隐痛或剧痛，可向背部或颌部放射，常伴有吞咽困难。弥漫性食管痉挛是食管的一种不协调收缩运动，其引起的胸骨后疼痛可放射至背部、肩胛区和上臂，程度差异大，可为胀痛、隐痛或绞痛，常伴有咽下困难。进食过程中有干扰，饮食过冷或过热易诱发症状，也可无诱因自发发作。胡桃夹食管胸痛无明显诱因，可为绞痛，位于胸骨后，向上腹部放射。食管源性胸痛在症状上有时很难与心绞痛鉴别。

二、食管症候群

和西方人群比较，亚洲 GERD 相关 NCCP 患者相对较少出现典型反流症状[14]，国内的一些研究报告 GERD 相关 NCCP 中出现典型反流症状的患者略超过 50%[16]。虽然胸痛有可能是唯一症状，但许多NCCP患者仍有烧心、反酸，可伴有吞咽困难或吞咽痛等，程度轻重与原发病有关。

三、食管外表现

由于 NCCP 最常见的病因是 GERD，患者可伴有多种食管外表现（详见第八章）。

四、并发症

研究表明，GERD 相关 NCCP 患者食管并发症，如 Barrett 食管、食管狭窄、溃疡形成和腺癌的发生率较低[14]。

第五节 诊断

对NCCP的诊断首先必须排除心脏因素。从临床症状上鉴别胸痛是由心脏还是食管疾病引起并不可靠,两者导致的胸痛性质、部位、放射等特点可以十分相似。一般典型的心绞痛表现为:压榨样胸骨后痛,持续数分钟;由劳累、情绪激动、受凉、饱餐所诱发;休息和服用硝酸酯类药物后能够缓解。而具有下列特征的则倾向于NCCP诊断:疼痛持续1小时以上;疼痛绝大多数出现在餐后;疼痛不向别处放射;伴有其它食管症状(烧心、反酸等);疼痛可为抗酸剂缓解。需要指出的是,在同一患者,胸痛可能由冠心病和/或食管疾病引起,多种食管疾病可在冠心病患者中出现,特别是GERD。因此,患者应首先接受心血管方面的评估,排除急性或慢性心肌缺血等因素后方可确立NCCP的诊断,具体的措施依据患者的实际情况而定,通常需要进行心电图检查、运动负荷试验甚至冠状动脉造影。其它非食管疾病,如肺部胸膜疾病、肌肉骨骼疾病、腹腔病变(胆石症、胆囊炎、消化性溃疡等)等引起的胸痛,可通过临床表现和相应的辅助检查来明确。之后,需要进行相关的诊断试验以明确NCCP是由GERD还是其它食管因素引起。

一、上消化道内镜

上消化道内镜在NCCP诊断中的价值有限,因为大多数病人缺乏食管黏膜受累。但是,内镜检查是排除恶性病变和消化性溃疡,了解GERD相关NCCP病人是否存在糜烂性食管炎和Barrett食管的重要手段,对这部分患者建议接受内镜检查。食管吞钡X线检查敏感性较低,大多数GERD相关NCCP患者没有解剖改变或仅表现出很轻的黏膜炎症,但它对食管裂孔疝和贲门失弛缓症的诊断有一定优势。

二、食管pH监测

24小时食管pH监测可证实是否存在病理性酸反流,以及了解胸痛与酸反流的关系,但

表7-1 NCCP的主要PPI试验

第一作者	用药方案	患者数	症状改善≥50%的患者(%)	敏感性(%)	特异性(%)
Xia[37]*	兰索拉唑 30mg qd × 4w	68	53	92	67
Pandak[38]	奥美拉唑 40mg bid × 2w	37	71	90	67
Fass[21]	奥美拉唑 40mg AM 和 20mg PM × 7d	37	78	78	86
Bautista[39]	兰索拉唑 60mg AM 和 30mg PM × 7d	40	78	78	80
Dickman[40]	雷贝拉唑 20mg AM 和 20mg PM × 7d	20	75	83	75

*仅列入了非糜烂性胃食管反流病(NERD)的患者

其对GERD诊断的敏感性仅有50%~80%。且该项检查为侵入性,费用高。近10年来,随着PPI(质子泵抑制剂)治疗试验的开展,24h食管pH监测在NCCP评估中的地位发生了显著改变。目前,该项监测推荐用于PPI经验性治疗失败的NCCP患者。新近有研究利用无线食管pH监测系统,将监测时间延长至48h,发现有异常酸暴露的病人数增多,胸痛的出现增多(而且有些患者仅在第二天才有胸痛),并且与酸反流事件有联系的症状出现次数增加,提示延长监测时间至48h可以增加NCCP患者GERD的检出[36]。

三、PPI治疗性试验(PPI therapeutic trial)

PPI治疗性试验是目前最常用的NCCP诊断方法,它简便易行,具有较高的敏感性和特异性,临床上颇具实用价值,基层医师也能够施行。该试验为短期内使用大剂量PPI,根据治疗反应做出GERD相关NCCP的诊断。在一些主要的研究中,PPI试验诊断GERD相关NCCP的敏感性为78%~92%,特异性67%~86%,见表7-1。新近有两项Meta分析评价PPI试验。Cremonini等[41]证明PPI治疗能减轻NCCP症状,是识别食管异常酸反流有价值的诊断试验。但作者也指出,多数已发表的研究样本量都不大并且可能存在出版偏倚(有多个研究实际上来自同一个小组)。Wang等[42]的分析得出了如下结论:用PPI试验作为NCCP患者中GERD的诊断试验,具有能够接受的敏感性和特异性,可作为诊断GERD相关NCCP最先使用的方法。国内文献中甚少有相关的报告,一项研究[16]显示兰索拉唑试验诊断GERD相关NCCP敏感性为91%,特异性为84%。

四、食管测压

对抗反流治疗无反应(PPI试验阴性)或食管pH监测阴性的患者可以考虑食管测压。然而,食管测压在NCCP中的意义可能仅局限于排除贲门失弛缓。虽然失弛缓可能是导致胸痛的原因,但在没有吞咽困难伴随症状的NCCP患者中并不常见。诊断其它食管运动疾病,如胡桃夹食管、LES高压、弥漫性食管痉挛等不影响治疗方案的选择,因为这些患者既可试用平滑肌松弛剂也可试用疼痛调节剂,或两者合用。

五、其它

食管激发试验,如球囊扩张试验、滕喜龙(tensilon)试验、滴酸试验(Bernstein试验)等因敏感性低且存在副作用,目前已很少应用。但某些NCCP患者既无胃食管反流,也无明确食管动力障碍的证据,所谓激惹性食管或易激性食管(irritable esophagus)可能需要长时间观察并做激发试验诱发胸痛发作。腔内多通道阻抗和功能性脑成像在NCCP的应用价值还有待进一步研究。由于精神心理疾患在NCCP病人中的患病率较高,有些患者需要接受专科医师的精神心理评估。具体情况因人而异,对治疗反应差或者有精神心理异常表现的患者或许应接受评估。

GERD(糜烂性食管炎及NERD)的诊断标准详见本书的有关章节。排除GERD和有组织病理学依据的食管动力疾病后,需考虑食管源性的功能性胸痛,具体诊断标准如前文所述。

目前多数专家认为,排除心脏和非食管疾病后,首先采用PPI试验,若阳性应考虑为

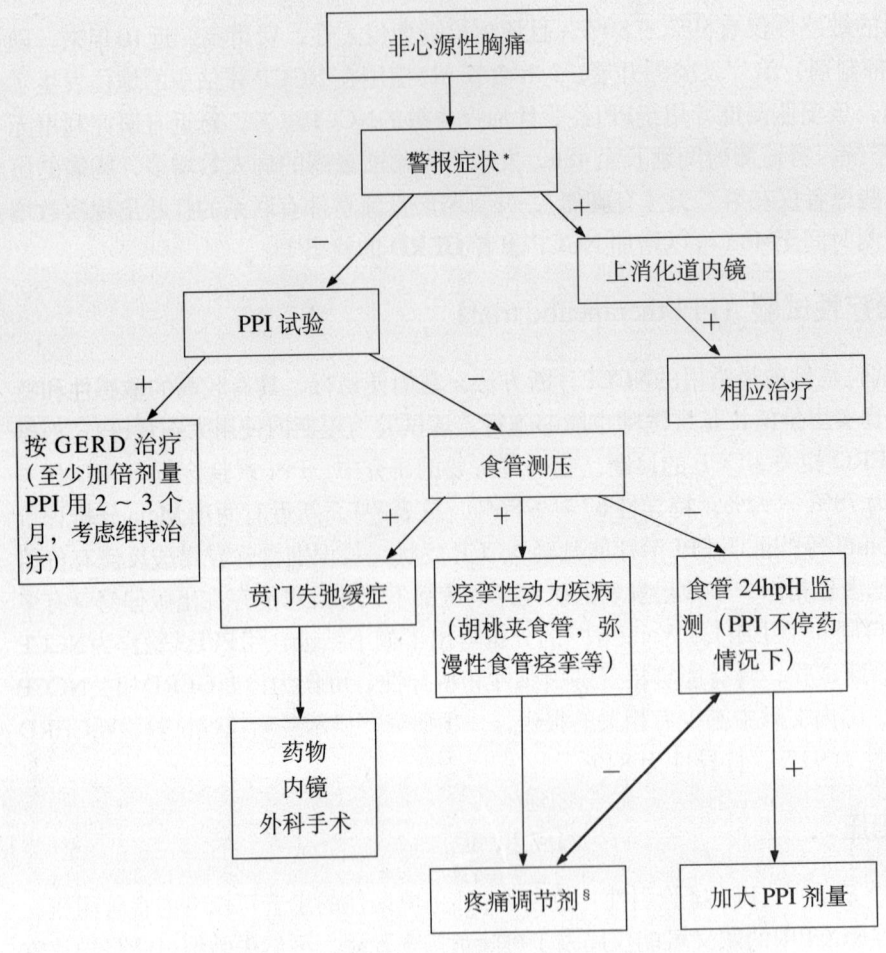

图 7-2 非心源性胸痛（NCCP）的诊治流程

* 吞咽困难、吞咽痛、厌食、贫血、体重下降等。
§ 三环类抗抑郁药、曲唑酮、选择性血清素再摄取抑制剂（SSRI）等。

GERD 相关 NCCP，并且可能需要长期抑制胃酸治疗。对 PPI 试验无反应时需进一步行 24h 食管 pH 监测，如果 pH 监测异常，应长期接受胃酸抑制药物治疗，且需要较大剂量。若 pH 监测阴性，可进行食管测压，用于检测食管动力疾病(图 7-2)。

第六节 治疗

一、GERD 相关 NCCP 的治疗

1. 一般治疗 改变生活方式和饮食习惯（详见第五章）。这些措施可能有助于减轻反流症状，但在 GERD 相关 NCCP 中的益处还缺乏评估，通常作为除药物之外的辅助治疗措施应用。

2. 抑酸药 H_2 受体拮抗剂（H_2RA）抑酸作用不强，对 GERD 相关 NCCP 缓解率低。PPI 是治疗 GERD 相关 NCCP 里程碑式的药物。在一项前瞻性随机双盲对照试验[43]中，与安慰剂比较，服用奥美拉唑 20mg bid，8 周的 NCCP 患者症状明显改善，出现胸痛的天数减少，胸痛程度也减轻。国内缺乏类似的随机双盲对照试验报告。但有研究[15,16]显示，大多数 GERD 相关 NCCP 患者接受 PPI 治疗后胸痛症状明显减轻甚至消失。在 NCCP 的治疗中，PPI 宜加倍剂量，直到症状缓解，然后考虑逐渐减量，以能够控制症状的最低剂量维持治疗。NCCP 病人通常需要超过 2 个月的治疗以较好地控制症状。有关 GERD 相关 NCCP 维持治疗的研究还比较缺乏，但一般建议患者长期维持治疗以减少症状复发。

3. 抗反流手术 有关胃底折叠术治疗 GERD 相关 NCCP 的研究不多。Patti 等[44]随访有胸痛和其它 GERD 症状，并接受了抗反流手术的病人发现，术前 pH 监测中没有胸痛出现的患者，术后 65% 症状改善，而术前 pH 监测显示胸痛与酸反流事件有关的患者中，96% 术后症状改善。尽管有关研究中抗反流手术治疗 GERD 相关 NCCP 的成功率很高，但其研究对象通常是经过仔细选择的。

二、非 GERD 相关 NCCP 的治疗

1. 平滑肌松弛剂 关于 NCCP 患者食管动力异常的治疗存在较大的争议。越来越多的证据表明，除了贲门失弛缓症，NCCP 和痉挛性食管动力疾病（spastic esophageal motility disorder）的患者对肌松剂的反应不如疼痛调节剂。没有足够的证据显示硝酸酯类药物对食管动力障碍性疾病有效。钙通道阻滞剂，如地尔硫䓬(diltiazem)、硝苯地平（nifedipine）、维拉帕米（verapamil）等，虽然在临床普遍应用，但对除贲门失弛缓症以外的 NCCP 作用有限，并不能有效缓解胸痛[11]，而且它们还有一些副作用如低血压、便秘和下肢水肿。

2. LES 注射 近年一些非对照研究显示，内镜下向 LES 注射肉毒杆菌毒素（botulinum toxin, Botox）治疗痉挛性食管动力疾病具有一定的前途。Miller 等[45]专门研究了肉毒杆菌毒素 LES 注射对 NCCP 的疗效，对象是非贲门失弛缓症，非反流相关痉挛性食管动力异常的 NCCP 患者，胸痛、吞咽困难、烧心和反酸症状于治疗前后（1 个月）用记分法评估。研究者在胃食管连接处注射肉毒素，每次 100U，分 5 点环状注射，每点 20U，治疗后 72% 的患者胸痛减轻 50% 以上，平均胸痛评分较前减少 79%。治疗有效的患者中 48% 胸痛完全消失，19% 胸痛减轻 75% 以上，33% 的患者减轻 50% 以上。没有胸痛的时间平均为 7.3 个月。肉毒杆菌毒素注射似乎能使存在痉挛性食管动力异常的 NCCP 患者获得短期的症状改善，但还需要对照研究来证实。

3. 疼痛调节剂(pain modulator)或内脏镇痛剂(visceral analgesic) 抗抑郁药用于治疗食管疾病引起的胸痛已有将近 20 年的历史。已经证实，和安慰剂相比，这类药物能够改善 NCCP 患者的症状。如推测为食管源性的功能性胸痛，其治疗选择有限，但抗抑郁药的疗效令人鼓舞[4]。治疗 NCCP 的疼痛调节剂包括三环类抗抑郁药（tricyclic antidepressant, TCA）、选择性 5-羟色胺（血清素）再摄取抑制剂（selective serotonin reuptake inhibitor, SSRI）、曲唑酮（trazodone）等。

TCA 减少内脏疼痛的机理尚未阐明，有些研究提示其作用在中枢，而另一些则提示在外周作用。叔胺类包括丙咪嗪（imipramine）、多塞平（doxepin）等。丙咪嗪可以提高正常

人的食管痛觉阈值，提示其具有内脏止痛作用，在NCCP患者中也发现了类似的效果，并且独立于心脏、食管和精神心理状况的评估。Cannon等[46]把60位冠脉造影正常的胸痛患者随机分为3组，分别服用丙咪嗪（50mg/d）、氯可定（clonidine）和安慰剂3周，结果只有丙米嗪组胸痛事件的减少有统计学意义。一项回顾性的研究[47]对服用TCA治疗功能性胸痛的患者随访2.7年，21位病人在抑酸治疗不成功后服用TCA，开始有81%的患者（17人）胸痛减轻，但2.6年后，TCA有效的患者中只有41%（7例）症状仍然得到控制。通常，TCA治疗NCCP应该从睡前小剂量（10～25mg/d）开始，每周逐渐增加10～25mg/d，直至50～75mg/d且不伴有情绪的改变。由于TCA对各自的受体有不同的作用，当一种TCA对改善症状无效时可试用其它TCA。

有关SSRI在NCCP中治疗作用的研究不多。Varia等[48]进行了一项随机、双盲、安慰剂对照的研究来评价SSRI舍曲林（sertraline）对NCCP的治疗。舍曲林组的患者用药50～200mg/d，由研究者根据患者的反应调整剂量，服药8周。和安慰剂组相比，舍曲林组的每日胸痛明显减轻。这项研究提示舍曲林（可能包括其它SSRI）具有治疗NCCP的潜力。SSRI对弥漫性食管痉挛引起的胸痛也可能有效[20]。

低剂量的曲唑酮（100～150mg/d）不影响食管增幅收缩，但可以改善食管动力异常NCCP患者的症状[11]。关于其它具有内脏镇痛作用药物的文献报告还很少。有个别研究显示奥曲肽和茶碱可以提高NCCP患者的食管痛觉阈值。在国内，有关疼痛调节剂治疗NCCP的研究几乎未见报道。

一部分NCCP患者存在不同程度的精神或心理疾患，这可能是胸痛的原因或者是胸痛的结果，精神心理疾病与NCCP的关系比较复杂。在早期的治疗中，有必要向患者解释NCCP是良性疾病，消除其对"心脏病"或其它严重疾病的顾虑。然而，保证和解释并不能消除症状，仍需要药物干预。对于惊恐障碍，阿普唑仑(alprazolam)和氯硝安定(clonazepam)有助于减少惊恐发作、胸痛和焦虑积分。如严重的精神心理障碍，建议请专科医师诊治。行为治疗，如教育、控制呼吸、放松训练和转移疼痛注意力可能有一定效果。

进一步深入研究疼痛的发病机制和寻找新的治疗措施有望提高NCCP的疗效。一些用于功能性胃肠病的药物也会在NCCP的治疗中尝试。新型5-羟色胺$_3$（5-HT$_3$）拮抗剂和5-HT$_4$部分激动剂（如替加色罗）在NCCP中的作用有待进一步研究。K-阿片受体拮抗剂非多托嗪（fedotozine）在肠易激综合征患者中表现出了外周抗感受伤害（antinociceptive）效应，可降低胃肠扩张感觉和缓解疼痛，神经激肽（neurokinin，NK）受体拮抗剂1型和2型可减低胃肠动力和疼痛，这些药物有可能成为NCCP治疗的新选择。

NCCP的诊断和治疗流程可以用图7-2来总结[4,11]。

（中山大学附属第一医院消化内科　郑娟、胡品津）

参考文献

1. Fass R. Noncardiac chest pain. In: Fass R (eds), GERD/Dyspepsia: Hot topics. Philadelphia：Hanley & Belfus, Inc. 2004.183-196
2. Castell DO & Katz PO. Approach to the patient with unexplained noncardiac chest pain. In:

Yamada T, et al (eds), Textbook of Gastroenterology(14th edition). Philadelphia:Lippincott Williams & Wilkins. 2003.692-698

3. Locke GR 3rd, Talley NJ, Fett SL, et al. Prevalence and clinical spectrum of gastroesophageal reflux: a populationbased study in Olmsted County, Minnesota. Gastroenterology, 1997.112: 1448-1456

4. Galmiche JP, Clouse RE, Balint A, et al. Functional esophageal disorders. Gastroenterology, 2006, 130: 1459-1465

5. Pope JH, Aufderheide TP, Ruthazer R, et al. Missed diagnoses of acute cardiac ischemia in the emergency department. N Engl J Med, 2000,342: 1163-1170

6. Ockene, IS, Shay, MJ, Alpert, JS, et al. Unexplained chest pain in patients with normal coronary arteriograms: a follow-up study of functional status. N Engl J Med, 1980,303:1249

7. Kroenke K. Symptoms in medical patients: an untended field. Am J Med, 1992, 92(1A): 3S-6S

8. Katz PO, Castell DO. Approach to the patient with unexplained chest pain. Am J Gastroenterol, 2000,95 (8 Suppl): S4-8

9. Eslick GD, Jones MP, Talley NJ. Non-cardiac chest pain: prevalence, risk factors, impact and consulting: a population-based study. Aliment Pharmacol Ther, 2003, 17: 1115-1124

10. Wong WM, Lam KF, Cheng C, et al. Population based study of noncardiac chest pain in southern Chinese: prevalence, psychosocial factors and health care utilization. World J Gastroenterol, 2004,10: 707-712

11. Fass R, Dickman R. Non-cardiac chest pain: an update. Neurogastroenterol motil, 2006，18: 408-417

12. Potts SG, Bass CM. Psychological morbidity in patients with chest pain and normal or near-normal coronary arteries: a long-term follow-up study. Psychol Med, 1995,254: 339-347

13. Eslick GD. Noncardiac chest pain: epidemiology, natural history, health care seeking, and quality of life. Gastroenterol Clin N Am, 2004,33: 1-23

14. Faybush EM, Fass R.Gastroesophageal reflux disease in noncardiac chest pain. Gastroenterol Clin N Am, 2004, 33: 41-54

15. 柯美云, 王子时, 邓芙蓉等. 52 例心绞痛样胸痛的诊断和治疗. 中华内科杂志, 1993,32: 295-297

16. 林金坤, 胡品津, 高修仁. 非心源性胸痛患者的食管动力异常及兰索拉唑治疗. 新医学, 1999,30: 637-638

17. 陈健, 乔瑞敏. 食管源性胸痛 50 例临床分析. 中华全科医师杂志, 2006, 5: 116-117

18. Lau GK, Hui WM, Lau C, et al. Abnormal gastro-esophageal reflux in Chinese with atypical chest pain. J Gastroenterol Hepatol, 1996,11: 775-779

19. Chiocca JC, Olmos JA, Salis GB, et al. Prevalence, clinical spectrum and atypical symptoms of gastro-oesophageal reflux in Argentina: a nationwide population-based study. Aliment Pharmacol Ther, 2005,22: 331-342

20. Handa M, Mine K, Yamamoto H, et al. Antidepressant treatment of patients with diffuse

esophageal spasm: a psychosomatic approach. J Clin Gastroenterol, 1999,28:228-232
21. Fass R, Fennerty MB, Ofman JJ, et al. The clinical and economic value of a short course of omeprazole patients with noncardiac chest pain. Gastroenterology, 1998,115: 42-49
22. Dekel R, Pearson T, Wendel C, et al. Assessment of oesophageal motor function in patients with dysphagia or chest pain - the Clinical Outcomes Research Initiative experience. Aliment Pharmacol Ther, 2003,18: 1083-1089
23. Katz PO, Dalton CB, Richter JE, et al. Esophageal testing of patients with noncardiac chest pain or dysphagia. Results of three years experience with 1161 patients. Ann Intern Med, 1987,106: 593-597
24. Achem SR, Kolts BE, Wears R, et al. Chest pain associated with nutcracker esophagus: a preliminary study of the role of gastroesophageal reflux. Am J Gastroenterol, 1993,88: 187-192
25. Hollerbach S, Bulat R, May A, et al. Abnormal cerebral processing of oesophageal stimuli in patients with non-cardiac chest pain (NCCP). Neurogastroenterol Motil, 2000,12: 555-565
26. Rao SS, Hayek B, Summers RW. Functional chest pain of esophageal origin: hyperalgesia or motor dysfunction. Am J Gastroenterol, 2001,96: 2584-2589
27. Sarkar S, Aziz Q, Woolf CJ, et al. Contribution of central sensitisation to the development of non-cardiac chest pain. Lancet, 2000,356: 1154-1159
28. Sarkar S, Thompson DG, Woolf CJ, et al. Patients with chest pain and occult gastroesophageal reflux demonstrate visceral pain hypersensitivity which may be partially responsive to acid suppression. Am J Gastroenterol, 2004,99: 1998-2006
29. Mujica VR, Mudipalli RS, Rao SS. Pathophysiology of chest pain in patients with nutcracker esophagus. Am J Gastroenterol, 2001,96: 1371-1377
30. Hobson AR, Furlong PL, Sarkar S, et al. Neurophysiologic assessment of esophageal sensory processing in noncardiac chest pain.Gastroenterology, 2006,130: 80-88
31. Tougas G, Spaziani R, Hollerbach S, et al. Cardiac autonomic function and oesophageal acid sensitivity in patients with non-cardiac chest pain. Gut, 2001,49: 706-712
32. Fleet RP, Dupuis G, Marchand A, et al. Panic disorder in emergency department chest pain patients: prevalence, comorbidity, suicidal ideation, and physician recognition. Am J Med, 1996,101: 371-380
33. Chauhan A, Petch MC, Schofield PM. Effect of oesophageal acid instillation on coronary blood flow. Lancet, 1993,341: 1309-1310
34. Balaban DH, Yamamoto Y, Liu J, et al. Sustained esophageal contraction: a marker of esophageal chest pain identified by intraluminal ultrasonography. Gastroenterology, 1999,116: 29-37
35. Pehlivanov N, Liu J, Mittal RK. Sustained esophageal contraction: a motor correlate of heartburn symptom. Am J Physiol Gastrointest Liver Physiol, 2001,281: G743-751
36. Prakash C, Clouse RE. Wireless pH monitoring in patients with non-cardiac chest pain. Am J Gastroenterol, 2006,101: 446-452

37. Xia HH, Lai KC, Lam SK et al. Symptomatic response to lansoprazole predicts abnormal acid reflux in endoscopynegative patients with non-cardiac chest pain. Aliment Pharmacol Ther, 2003,17: 369-377
38. Pandak WM, Arezo S, Everett S et al. Short course of omeprazole: a better first diagnostic approach to noncardiac chest pain than endoscopy, manometry, or 24-hour esophageal pH monitoring. J Clin Gastroenterol, 2002,35: 307-314
39. Bautista J, Fullerton H, Briseno M, et al. The effect of an empirical trial of high-dose lansoprazole on symptom response of patients with non-cardiac chest pain—— a randomized, double-blind, placebo-controlled, crossover trial. Aliment Pharmacol Ther, 2004,19: 1123-1130
40. Dickman R, Emmons S, Cui H, et al. The effect of a therapeutic trial high-dose rabeprazole on symptom response of patients with non-cardiac chest pain: a randomized, double-blind, placebo-controlled, crossover trial. Aliment Pharmacol Ther, 2005,22: 547-555
41. Cremonini F, Wise J, Moayyedi P, et al. Diagnostic and therapeutic use of proton pump inhibitors in non-cardiac chest pain: a metaanalysis. Am J Gastroenterol, 2005,100: 1226-1232
42. Wang WH, Huang JQ, Zheng GF, et al. Is proton pump inhibitor testing an effective approach to diagnose gastroesophageal reflux disease in patients with noncardiac chest pain? A meta-analysis. Arch Intern Med, 2005,165: 1222-1228
43. Achem SR, Kolts BE, MacMath T, et al. Effects of omeprazole versus placebo in treatment of noncardiac chest pain and gastroesophageal reflux. Dig Dis Sci, 1997,42:2138-2145
44. Patti MG, Molena D, Fisichella PM, et al. Gastroesophageal reflux disease (GERD) and chest pain. Results of laparoscopic antireflux surgery. Surg Endosc, 2002, 16: 563-566
45. Miller LS, Pullela SV, Parkman HP, et al. Treatment of chest pain in patients with noncardiac, nonreflux, nonachalasia spastic esophageal motor disorders using botulinum toxin injection into the gastroesophageal junction. Am J Gastroenterol, 2002,97:1640-1646
46. Cannon RO 3rd, Quyyumi AA, Mincemoyer R, et al. Imipramine in patients with chest pain despite normal coronary angiograms. N Engl J Med, 1994,330:1411-1417
47. Prakash C, Clouse RE. Long-term outcome from tricyclic antidepressant treatment of functional chest pain. Dig Dis Sci, 1999,44:2373-2379
48. Varia I, Logue E, O'connor C, et al. Randomized trial of sertraline in patients with unexplained chest pain of noncardiac origin. Am Heart J, 2000,140: 367-372

第八章 胃食管反流病的食管外表现

胃食管反流病(GERD)的临床表现不仅仅局限于消化道,它在消化道以外也会有多种表现,尤其在呼吸道方面,GERD与之有着十分密切的关系。但是由于分科的原因,消化科以外的医生往往在临床工作中忽视对GERD的诊断,造成误诊和漏诊。所以,重视GERD的食管外表现,对于临床医生也十分重要。

第一节 流行病学

一、肺部

20世纪70年代,Mays就首先发现胃食管反流(GER)可能是引起支气管哮喘的一个重要的原因。近年来,由于便携式pH测定仪的应用,以及有效抑酸药物PPI的诞生,GERD与肺部疾病之间的关系越来越引起临床医生的重视。目前的多项研究表明,GERD与肺部疾病有密切的联系[1],而回顾性分析显示,GERD患者最容易被误诊的疾病是呼吸道疾病,如哮喘、肺炎、慢性支气管炎甚至特发性肺间质纤维化。在Roka等的一项研究中,299名GERD患者中,有56名(18%)患者存在慢性呼吸道疾病,其中42/56有慢性咳嗽,12/56慢性支气管炎,10/56支气管哮喘,10/56肺炎反复发作[2]。而在儿童中,GERD与呼吸道疾病的关系更为密切,Megale等的一项研究显示,GERD患者有约64.44%慢性咳嗽,肺炎反复发作占40%,支气管哮喘46.67%[3]。对于婴儿,国外曾有报道,由于食管反流引起的肺炎,最终导致婴儿猝死[4]。

二、耳、鼻、咽、喉

GERD与咽喉部疾病的关系早在1968年Cherry就已有报道,他观察到3例GERD患者存在咽喉部溃疡。1972年Delahunty采用睡眠时抬高头位的方法治疗9例咽部异物感的患者,经6~8周后症状基本消失。

GERD也易被误诊为耳鼻咽喉科的疾病,如鼻炎或鼻窦炎、慢性中耳炎、咽炎、喉炎、声带炎或声带肉芽肿等[5, 6]。国外曾有报道,4%~10%的耳鼻咽喉科门诊患者与GERD相关。在新近的报道中,Roka等对299名GERD患者的研究发现,7/56为慢性鼻窦炎,1/56为慢性喉炎[2]。同样,在儿童GERD患者中,耳鼻咽喉疾病的发病率高于成人,有68.88%的患者有慢性鼻塞,46.66%鼻痒,35.56%急性中耳炎,24.44%急性扁桃体炎[3]。

三、口腔科

龋齿的发病率高,危害大,世界卫生组织已将其与肿瘤、心血管疾病并列为世界三个重点防治的疾病。而目前有研究表明,GERD与口腔科的疾病,如龋齿、口腔溃疡的发生有一定的相关性[7, 8]。

第二节 发病机制

GERD诱导肺部损伤的可能机制有二：一是胃内容物反流至咽喉，并被误吸入肺中，气管内酸灌注，即使灌注的酸量极少，都可激活局部的神经轴索反应，通过局部神经反射引起支气管黏膜释放炎症性物质，从而引起急性肺部炎症反应和支气管缩窄。其严重程度和胃液中盐酸浓度、吸入量以及在肺内的分布情况有关。吸入胃酸的pH≤2.5时，吸入量25ml即能引起严重的肺组织损伤；动物实验证实，吸入pH<1.5的液体3ml/kg体重时可致死。吸入液的分布范围越广泛，损害越严重。[9]有人用放射性核素^{99}Tc肺扫描方法证实GERD患者夜间肺吸入的现象[10]。二是伴有GERD症状的哮喘患者当食管增酸试验阳性时，可引起支气管痉挛，认为酸刺激食管下1/3的化学感受器，通过迷走神经反射引起支气管痉挛。同时，咽喉部存在对酸超敏感化学感受器，受胃酸刺激可引起喉头和支气管痉挛。尤其在夜间睡眠时，迷走神经高反应性的自主调节障碍导致食管下端括约肌压力降低和频发的短暂的食管下端括约肌松弛，更易使胃液反流而发病[11]。

GERD与耳鼻喉疾病之间具有紧密关系，但大多数患者只具有轻度的反流症状却没有明显的食管炎。导致慢性咽喉炎的机制可能有以下几个方面：①最可能原因是抗反流防御功能的下降导致胃内容物的微小吸入。GERD患者的下食管括约肌功能异常，而在反流引起的咽喉炎患者中，上食管括约肌(UES)的功能异常也起着重要的作用，胃内容物必须由食管贲门反流至食管咽喉端，并通过UES进入咽喉部才会引起咽喉的损伤。近年有试验发现夜间睡眠中近端食管的酸暴露可显著增加咽喉部的症状和体征。②反流物对咽喉黏膜的损伤。有学者对喉炎患者、喉部正常的可疑GERD患者及健康人行咽喉部pH监测，结果显示69%的喉炎患者存在咽喉部的食管反流，而健康人中只有26%存在咽喉部食管反流，提示胃酸对咽喉部的直接接触和刺激也是引起咽喉炎的重要损伤因素之一。③迷走神经刺激。迷走神经末梢在酸性物质的刺激下可引起反射性咳嗽，发生慢性咽喉炎。研究表明，咽部异物感的产生取决于两侧迷走神经在解剖和功能上与食管的密切关系，咽与食管有着共同的反射中枢和通路。在反流性咽喉炎患者中，上述各种机制可能同时存在。

龋齿是一种发病率很高的疾病，我国人民龋齿发病率在40%左右，患者平均有龋齿2～3个。口腔在正常情况下，由于唾液的分泌，处于弱碱性的环境，若局部环境pH降至4.5～5.0以下，就会导致牙齿脱矿，导致龋齿的发生。GERD患者夜间易发生胃食管反流，同时睡后口内唾液分泌减少，自洁作用差，更容易使口腔内处于酸性环境，从而增加龋齿的发生率。

第三节 诊断

GERD及其食管外表现的诊断并不难，对于具有烧心、反酸等典型症状者，医生容易考虑到GERD的可能，但是难的是将GERD的食管外表现与GERD联系起来，GERD引起的食管外表现则成为导致误诊和诊断困难最重要的因素。症状出现时间上的先后顺序可以提供一定的帮助。

GERD的食管外表现主要表现在呼吸道，在下呼吸道主要表现为吸入性肺炎和支气管哮喘；而在上呼吸道，主要表现为反流性咽喉炎。

一、吸入性肺炎

吸入性肺炎患者一般有吸入诱因史，单纯胃酸吸入者可无症状，但严重者可迅速发病，多于1～3小时后出现症状，临床表现和诱发病因有关。在神志不清的情况下，吸入时常无明显症状，但1～2小时后可突然发生呼吸困难，迅速出现紫绀和低血压，常咳出浆液性泡沫痰，可带血，两肺闻及湿啰音，可伴哮鸣音。甚至可发生呼吸窘迫综合征。胸部X线于吸入后1～2小时即能见到两肺散在不规则片状边缘模糊阴影，肺内病变分布与吸入时体位有关，常见于中下肺野，右肺为多见。发生肺水肿时，两肺出现片状、云絮状阴影融合成大片状，从两肺门向外扩散，以两肺中内段为明显，与急性心源性肺水肿表现相似，但心脏大小和外形正常。如有细菌吸入者，则可有细菌性肺炎的表现：肺炎克雷白菌感染可有砖红色样脓痰；铜绿假单胞菌感染为翠绿色痰；厌氧菌感染可有浓稠且发臭的痰。此外可有部分患者因炎症累及胸膜而产生胸膜痛。

二、支气管哮喘

GERD引起支气管哮喘的患者临床症状主要表现为胃食管反流症状和支气管哮喘症状。患者可以有反酸、嗳气、烧心和胃灼热感，并可出现非典型胸痛、夜间哮喘频繁发作、进行性夜间咳嗽、吞咽困难和吞咽痛等表现。婴幼儿和老年是哮喘发病的两个高峰期，对于此两个年龄段患者，没有任何原因夜间发生的阵发性呛咳和哮喘应疑及GERD。

新生儿的下食管括约肌压力较低，高压区的长度也较短，在出生后6周才能达到成年人的水平；早产儿则需要到2～3个月才能建立有效的抗反流屏障。同时，婴幼儿卧位时间较长，容易哭闹而增加腹压，这些都是引起胃食管反流发生的因素。婴幼儿的胃食管反流可引起多种呼吸道疾病，有文献报道，近50%的胃食管反流病儿有呼吸道的症状。这些症状可表现为：复发性肺炎、难治性哮喘、肺脓肿，甚至发生窒息以及新生儿猝死综合征等。如考虑到胃食管反流的存在，在胃食管反流治愈后，肺部症状可随之消失；若不予抗反流治疗，则肺部症状往往难以治愈，甚至可引起食管气管瘘、精神运动发育迟缓、心脏畸形等。

老年人由于食管的清除作用和下食管括约肌功能降低，尤其是一过性下食管括约肌松弛(TLESR)，使反流发生增多。与此同时，老年人GERD特异性症状少于年轻人，而吞咽困难、食欲减退等非特异性症状随年龄增长而增多[12]。部分老年人以咳嗽、哮喘为主要临床表现，但反流引起的哮喘往往季节性不明显，常有阵发性夜间咳嗽和气喘。个别老年人可反复发生吸入性肺炎，甚至出现肺间质纤维化，对于老年患者，如果出现难以解释的慢性咳嗽、发热以及反复发作的肺炎，要考虑GERD的可能。

24h食管pH监测可以发现GER的证据，对部分病人的诊断具有重要意义。目前最有价值的诊断是试验性治疗，PPI试验由于其简便可行，而且其敏感性和特异性较好，目前应用较多，特别是症状较为严重、无法耐受24h食管pH监测的患者。对于怀疑GERD，但是在PPI试验性抑酸治疗失败的时候，仍可以考虑用便携式24h食管pH监测，便携式24h食管pH检查不仅能确定患者有过多的酸暴露，并且能够确定患者的症状是否与酸反流有关。

三、反流性咽喉炎

反流性咽喉炎主要表现为：慢性咳嗽、咽部不适、咽部异物感、声音嘶哑、反复清嗓及吞咽不适。有研究表明，在持续不愈的慢性咽喉炎患者中，有34.6%的患者患GERD，而同时具有反酸、嗳气、烧心等消化道症状者仅有9.2%。国内外许多学者都认为，在以咽部异物感为主诉的患者中，GERD是主要的病因之一。婴幼儿GERD引起咽喉部损害目前也引起了重视。在对慢性声音嘶哑的患儿进行24h食管pH监测后常能发现食管反流的存在。同时，GERD也是婴幼儿声门下狭窄的重要因素之一。反流性咽喉炎的体征主要表现为杓状软骨表面黏膜、杓会厌皱襞、杓间区黏膜充血、水肿，喉黏膜红斑、声带肉芽肿、溃疡、糜烂及渗出等。美国耳鼻咽喉和头颈外科专委会提出咽喉反流的诊断除临床表现外，诊断的金标准为24小时双探头（咽喉和食管内）连续监测，在未进食的情况下记录到食管pH小于4即可诊断，此方法也可用做疗效评估的客观标准。

四、睡眠呼吸暂停低通气综合征(obstructive sleep apnea-hypopnea syndrome, OSAHS)

指平均每晚7小时睡眠中呼吸暂停发作次数在30次以上，或呼吸紊乱指数大于5次以上。有研究表明，59%的OSAHS患者伴有GERD症状，Heinemann的研究发现OSAHS患者约70%存在病理性胃食管反流，国内也有类似的报道。但近年美国亚利桑那州神经－小肠研究组的一项研究发现，可能患者主观上认为睡眠质量受GERD的影响大，但实际上两者之间的关联很小。研究者认为，这两种常见的病症虽然有相似的危险因素，但可能不存在因果关系。

第四节 治疗

由于GERD引起的食管外表现的治疗主要为对胃食管反流的治疗。生活习惯的改变对许多GERD患者是有益的，许多研究表明抬高床头、减少脂肪摄入、戒烟、餐后3小时避免卧床可以减少远端食管酸暴露，有作者认为20%～30%对安慰剂有反应的患者与生活习惯的改变有关，但并没有经过严格的试验。GERD出现食管外表现的主要治疗方法与GERD一样，仍以PPI制剂为主，部分病人可考虑手术治疗。但是食管外表现对于现有的治疗方法的反应相对较低、较慢，与普通GERD相比，可能需要增加药物剂量，延长治疗时间，才能够获得较为满意的疗效。

预防吸入性肺炎的主要措施为防止食物或胃内容物吸入，在紧急情况下可给予高浓度氧吸入；确认气道内有胃内容物吸入应立即予气管内抽吸，清除气管内异物；出现呼吸窘迫综合征可加用呼气末正压呼吸；有认为在吸入12小时内大量使用糖皮质激素3～4天有利于肺部炎症的吸收，但亦有持相反意见者。抗生素只用于控制继发感染，而不主张用于预防细菌性感染，因用药既不能减少继发性细菌感染的发生，而且容易产生耐药菌株。

近来多项研究证实，应用PPI可以有效治疗GERD引起的哮喘[13, 14]，但是食管外表现对于现有的治疗方法的反应相对较低、较慢，与普通GERD相比，可能需要增加药物剂量，延长治疗时间，才能够获得较为满意的疗效[15]。在对哮喘患者的治疗中，激素及其它支气管扩张剂可降低食管下端括约肌压力而使GER症状加重，致使喘息难以纠正。故凡遇有支气管哮喘，应用激素及支气管扩张剂治疗后哮喘反见加重者，要警惕反流性食管炎的存在，应积极治疗GERD。

由于GERD引起的反流性咽喉炎，一般治疗咽喉炎的药物效果往往不明显，可采用睡眠时抬高床头，并给予抑酸药物及胃动力药物。美国耳鼻咽喉和头颈外科专委会认为应用抑酸药物治疗咽喉反流须更为积极和长期，大多数咽喉反流患者每日须服用PPI 2次，部分患者须同时使用PPI和H_2受体拮抗剂，疗程应至少6个月，然后逐渐停药。近年来有研究表明，应用PPI可以缓解喉咽反流引起的喉部症状[16]，但也有研究表明，应用PPI并不能比安慰剂在治疗GERD引起的喉炎有更效[17]，最近的一项Meta分析显示，PPI对慢性喉炎的治疗有一部分作用，但是与安慰剂相比没有显著差别[18]。在药物治疗效果不佳的患者中，可考虑行胃底折叠术。

对于OSAHS患者，目前国内外的多项研究显示，除应用抗反流治疗外，还可应用经鼻持续气道正压通气(nasal continuous positive airway pressure，NCPAP)治疗。NCPAP不仅可以使上呼吸道在睡眠中维持一定的正压，从而对胃内容物形成压力屏障，防止胃食管反流的发生；而且可以通过打消呼吸暂停，减少醒觉及躯体活动的频率，减少夜间食管反流的发生。

(第二军医大学附属长海医院消化内科 邹多武)

参考文献

1. Richter JE.Beyond heartburn: extraesophageal manifestations of gastroesophageal reflux disease. Am J Manag Care，2001,7(1 Suppl):S6-9
2. Roka R, Rosztoczy A, Izbeki F, et al.Prevalence of respiratory symptoms and diseases associated with gastroesophageal reflux disease.Digestion，2005，71(2):92-96
3. Megale SR, Scanavini AB, Andrade EC, et al.Gastroesophageal reflux disease: its importance in ear, nose, and throat practice.Int J Pediatr Otorhinolaryngol，2006，70(1):81-8. Epub 2005 Jul 5
4. Ottaviani G, Matturri L, Mingrone R, et al.Hypoplasia and neuronal immaturity of the hypoglossal nucleus in sudden infant death.J Clin Pathol，2006，59(5):497-500. Epub 2006 Feb 17
5. Eryuksel E, Dogan M, Golabi P, et al.Clinical features of reflux esophagitis in older people: a study of 840 consecutive patients.J Am Geriatr Soc，2006，54(10):1537-1542
6. Li ZS, Xu XR, Zou DW, et al. A study of extraesophageal presentations in gastroesophageal reflux disease.Zhonghua Nei Ke Za Zhi，2006，45(1):13-16
7. DeVault KR.Gastroesophageal reflux disease: extraesophageal manifestations and therapy. Semin Gastrointest Dis，2001，12(1):46-51
8. Ersin NK, Oncag O, Tumgor G ,et al.Oral and dental manifestations of gastroesophageal reflux disease in children: a preliminary study.Pediatr Dent，2006，28(3):279-284
9. Bartlett JG, Aspiration pneumonia. In: Wonsiewicz MJ. Infectious Diseases. Philadelphia：WB Saunders Company, 1992.512

10. Bestetti A, Carola F, Carnevali-Ricci P, et al.99mTc-sulfur colloid gastroesophageal scintigraphy with late lung imaging to evaluate patients with posterior laryngitis.J Nucl Med, 2000, 41(10):1597-1602
11. Uschel HC, Jr Paulson DL.Gastroesophageal reflux and hiatal hernia.complication and therapy.J Thorac Cardio Vasc Surg, 1967, 53：21
12. Pilotto a, Franceschi M, Leandro G, et al.Clinical features of reflux esophagitis in older people: a study of 840 consecutive patients.J Am Geriatr Soc, 2006, 54(10):1537-1542
13. Eryuksel E, Dogan M, Golabi P, et al.Treatment of laryngopharyngeal reflux improves asthma symptoms in asthmatics.J Asthma, 2006, 43(7):539-542
14. Shimizu Y, Dobashi K, Kobayashi S, et al.A proton pump inhibitor, lansoprazole, ameliorates asthma symptoms in asthmatic patients with gastroesophageal reflux disease.Tohoku J Exp Med, 2006, 209(3):181-189
15. Calabrese C, Fabbri A, Areni A, et al.Asthma and gastroesophageal reflux disease: effect of long-term pantoprazole therapy.World J Gastroenterol, 2005, 11(48):7657-7660
16. Monini S, Di Stadio A, Vestri A, et al.Silent reflux: ex juvantibus criteria for diagnosis and treatment of laryngeal disorders.Acta Otolaryngol, 2006, 126(8):866-871
17. Vaezi MF, Richter JE, Stasney CR, et al.Treatment of chronic posterior laryngitis with esomeprazole. Laryngoscope, 2006, 116(2):254-260
18. Qadeer MA, Phillips CO, Lopez AR, et al.Proton Pump Inhibitor Therapy for Suspected GERD-Related Chronic Laryngitis: A Meta-Analysis of Randomized Controlled Trials.Am J Gastroenterol, 2006, 13

第九章 Barrett 食管

Barrett 食管（Barrett's esophagus, BE）是指食管下段复层鳞状上皮被化生的柱状上皮所取代的病理现象。由于长期胃食管反流、胃酸与胃蛋白酶慢性刺激，使食管下段鳞状上皮发生胃肠上皮化生性改变。因 BE 是食管癌的癌前病变之一，与食管腺癌的发生有密切关系，因此在临床上受到广泛重视。过去 BE 在临床上较少见，近年发病率呈上升趋势，它可通过化生－异型增生－肿瘤的顺序导致食管腺癌的发生，是目前已知的致食管腺癌（esophageal adenocarcinoma, AC）的最危险因素之一。近二十多年来，由于 BE 发病率的增高，导致了西方国家 AC 的发病率的迅速增高，AC 成为现在西方国家食管肿瘤中最主要的病理类型之一。

第一节 流行病学

因 BE 本身不引起症状，很难准确估计其发病率。食管镜检查其发病率为 1.4%，在常规尸解病人中 12% 发现有 BE 上皮，而在胃食管反流患者内镜检出率可达 10%~20%。BE 多发生于中老年，也可发生于青年和儿童，半数以上的患者年龄在 40 岁左右。但在欧洲 BE 得到确诊时的年龄多为 60 岁左右，可能是 BE 初期无明显感觉异常，十余年后才逐渐出现症状经胃镜检查而被确诊；也可能与老年人的许多保护性机制如 LES 功能、食管体部蠕动功能、食管碳酸氢盐的分泌等随年龄增长而发生改变有关。BE 在男性更多见，男女发病率比约为 2:1，而发生食管腺癌的男女比例为 3:1。英国 27 所医院对约 5000 例患者的流行病学调查显示，BE 的发病年龄存在一定的地域差异，苏格兰的男性患者被确诊为 BE 的平均年龄为 57.4 岁，而在英格兰则为 61.6 岁。日本 BE 发病率小于 2%，明显低于美国的 5%。在台湾 BE 主要发生于贫穷人群。在新加坡成人烧心、酸反流症状的每月发生率为 1.6%，明显低于西方国家的 29%~44%。其差异原因可能与西方饮食结构、人口老龄化和肥胖有关。对我国河南省食管癌高发区 402 名 30 岁以上居民的内镜普查发现，慢性食管炎的检出率为 16.7%，经病理学证实 BE 的检出率为 0.7%，但全国平均水平可能低于此数值。统计资料显示 BE 病人得到确诊可能仅占 5% 左右，而其余大多数的病人根本未就医。

第二节 病因和发病机制

以往认为 BE 是一种先天性疾病，目前越来越多的证据表明 BE 是一种后天获得性疾病。BE 的病因迄今尚不十分清楚，可能与以下因素有关：①胃食管反流：凡能引起胃食管反流的疾病，如食管下括约肌缺如或发育不良、先天性短食管、食管裂孔疝、下食管括肌切除、贲门失弛缓症肌层切开过多、全胃切除术后等均可导致 BE。通过对人体食管 pH 水平监测、胆酸和动力学测定和动物实验研究已证实，胃食管反流可能是 BE 发生的重要机制。对伴有胃食管反流症状的患者进行胃镜检查时约有 12% 的患者发现有 BE；②不良的饮食习惯、吸烟、饮酒可能与BE的发生有一定关系；③肥胖：肥胖患者常有食管裂孔疝，可导致胃食管反流的发生；肥胖所致的腹压升高可加大胃食管压力差梯度；肥胖时常出现迷走植物神经功能紊乱，引起胆汁和胰酶分泌的增多，从而使反流物更具损伤毒性，加重对食管黏膜的损害；另外，肥胖本身可以导致体内的药代动力学的改变，可能影响药物对胃食管反流病的疗效；④药物：降低食管下端括约肌压力的肌松弛药，如硝酸甘油、抗胆碱能药、β肾上腺素激动剂、氨茶碱和苯二氮䓬类镇静药等可能在BE的发病中起一定作用；⑤幽门螺杆菌：有研究结果提示幽门螺杆菌感染，尤其是cagA菌株，对BE的发生和发展为AC可能有预防作用，而幽门螺杆菌的根除可能加重病人的反流症状。但以上研究均为相关性研究，若明确两者的因果关系，尚需进一步的前瞻性研究来证实；⑥遗传因素，在欧美BE患者中，白种人占绝大多数，而黑种人则极少发生。其中高加索人的BE发病率最高，而且其食管腺癌的发病率也明显增加。BE发病率高的同一家系中年龄越轻发病率越高，提示他们可能由于暴露于共同的环境危险因子而发病，家族遗传史可能在BE的发病中起重要作用。有人报道双胞胎同患BE，亦有个别家族发病的报告。

第三节 病理

一、BE的组织分型

BE的组织结构表现为异质性，在形态上既不同于胃的柱状上皮，也不同于肠的吸收上皮。BE的组织学由三种不同类型的上皮所组成：①胃底样上皮：含有小凹和黏液腺，以壁细胞和主细胞为特征，并具分泌胃酸及胃蛋白酶的功能。与胃黏膜相比，这些腺体稀少，而且短缩，此型分布在BE的远端近贲门处。②交界型上皮：以贲门黏液腺为特征，表面有小凹和绒毛，小凹及腺体表面由分泌黏液的细胞所覆盖，其中不含主细胞和B细胞。③特殊肠化生型（specialized intestinal metaplasia，SIM）：具有不完全型肠化生上皮的特点，并执行着与小肠黏膜极相似的功能。表面有绒毛及腺窝，腺上皮细胞由柱状细胞和杯状细胞所组成，杯状细胞是其特征性细胞。AB（pH2.5）或硫酸黏液组化染色有助于识别BE。近来研究表明Cytokeratin-7和克隆增强标记物MABDAS-1抗体可使其着色，有助于识别特殊肠化生。

二、BE上皮异型增生

BE上皮异型增生是食管腺癌的重要的癌前病变。异型增生是指上皮结构的异常和细胞核的异常，一般可分为低度、高度2级。

1. 低度异型增生（low-grade dysplasia，LGD）：组织结构正常，以细胞核的异型性为主，核呈杆状，增大浓染，复层排列，排列拥挤，可见有丝分裂。但高度不超过细胞的1/2。杯状和柱状细胞的黏蛋白分泌减少，但可见到萎缩的杯状细胞。

2. 高度异型增生(high-grade dysplasia，HGD)：细胞和组织结构的异型均较显著，胞核复层，占据整个上皮细胞的胞质，上皮细胞极性消失。腺管延长、扭曲、大小不一，可有分枝出芽、腺管共壁及背靠背现象,有的出现筛状腺体结构改变。有丝分裂多见,杯状和柱状细胞通常缺失。黏液产生缺失或减少。

BE中的三种类型上皮均可发生异型增生,但最多见于肠型柱状上皮。在BE中,无癌患者的异型增生只为5%~10%,而BE癌变患者中几乎都伴有不同程度的异型增生。有人发现重度异型增生是不连续的,所有BE癌变均位于重度异型增生中或其附近,提示重度异型增生是BE癌变的先兆。

第四节 临床表现

BE本身不引起症状,病人的症状主要是由于反流性食管炎及其伴随病变所引起。最常见的症状为烧心和反胃或两者同时存在,占所有患者的77%,其次为胸骨后疼痛和上腹痛,主要由反流性食管炎引起。食管狭窄也较常见,突出症状为咽下困难,狭窄部位多在鳞状上皮和柱状上皮交界处。吞咽困难常发生于长期烧心的患者,主要表现为进食固体食物时推进速度减慢,而少发生在进食液体食物时。由于胃食管反流患者食欲并未发生变化,因此体重减轻少见,由此可与食管癌引起的吞咽困难相鉴别。溃疡多发生在柱状上皮,谓之Barrett溃疡。食管溃疡可发生隐性出血,约1/3患者有缺铁性贫血。但BE患者发生大出血及穿孔并不多见。BE一旦发生癌变,其表现与食管鳞状上皮癌相似。部分患者可有食管外表现,如胸痛、哮喘、支气管炎、肺纤维化、吸入性肺炎、癔球症、喉炎以及牙病等,因此,对于难以用冠状动脉疾病、慢性呼吸系统疾病解释的非典型的咽炎和难治性呼吸系统疾病,应考虑胃食管反流性疾病及Barrett食管的诊断。值得注意的是,虽多数Barrett食管患者有长期胃食管反流症状,但经胃镜检出的Barrett食管患者中有25%的病例并无反流的症状。

第五节 辅助检查

一、内镜检查

既可对病变进行直接观察,又可取材行病理检查。BE内镜诊断主要是根据上皮的结构和颜色改变来确定,镜下可见白色的鳞状上皮和橙红色柱状上皮形成一个明显的分界线。BE上皮表现为天鹅绒粉红色斑,黏膜充血水肿,也可显示食管炎、浅糜烂和坏死假膜、溃疡和狭窄等。内镜下BE可分为三型:①全周型:红色黏膜向食管延伸,累及全周,与胃黏膜无明显界限,但其游离缘距食管下括约肌应3cm以上;②岛型:齿状线1cm处以上出现斑片状红色黏膜;③舌型:与齿状线相连,伸向食管呈半岛状。BE内镜诊断的关键在于准确识别胃食管结合部(gastroesophageal junction, GEJ),只有确定其具体位置,才能判断柱状上皮是位于食管还是位于胃内,否则不但会造成BE的诊断过度或不足,还会直接影响到BE的内镜分型。

BE按化生的柱状上皮长度可分为:①长段BE(long segment Barrett esophagus, LSBE)指化生的柱状上皮累及食管全周,且长度≥3cm;②短段BE(short segment Barrett esophagus, SSBE)指化生的柱状上皮未累及食管全周,或虽累及全周,但长度<3cm。BE亦可按布

拉格 C&M 分类法分类：C（circumferential metaplasia）代表全周型化生黏膜的长度；M（maximal proximal extent of the metaplastic segment）代表化生黏膜的最大长度。如C3～M5表示食管圆周段柱状上皮为3 cm，非圆周段或舌状延伸段在结合部上方5 cm；C0～M3表示无全周段化生，舌状伸展为EGJ上方3 cm。此分级对＞1 cm 化生黏膜有较高的敏感性，而对＜1 cm 者则敏感性较差。

内镜下活检的准确程度直接影响BE的诊断。活检取到肠化、异型增生等病变部位的重要性不言而喻，由于BE多为灶性分布，内镜下活检能否取到有一定的随机性。因此，如何提高活检的阳性率是内镜医师所面临的重要课题。标准、规范的方法和步骤是每隔2cm环周取材4块，为最常用方法，使用大活检钳沿整个BE病变每隔1cm环周各取材4块能明显提高BE的检出率，亦值得推广。

色素放大内镜对指导BE活检有重要意义。研究发现，放大内镜下呈绒毛状的黏膜几乎均见有肠上皮化生。美蓝染色不仅有助于病变的诊断，还可判断肠化的范围。因长节段的BE有多量的肠上皮化生，几乎均呈弥漫性着色，而短节段BE因有胃型上皮化生夹杂其中，染色呈局灶或斑点状，对BE诊断有较大的帮助，尤其对于内镜下不易确认的短节段BE更为有用。最近也有作者认为，内镜下喷洒结晶紫观察黏膜腺管开口（Pit分型）对指导短节段BE活检取材可能更有意义。内镜对BE诊断敏感性为86%，特性为88%，色素放大内镜指导下进行活检可进一步提高BE诊断的敏感性和特异性。

二、食管吞钡检查

食管吞钡检查是普遍应用的方法，表现为：①80%以上病人存在滑动性裂孔疝；②食管下段局限性环状狭窄；③溃疡发生率27%～68%；④食管下段黏膜网格状或颗粒状微细结构改变，是BE比较特异的征象，形态表现类似胃小区，一旦发现应高度怀疑BE。X线检查对BE诊断敏感性36%～83%，特异性56%～100%，其中溃疡、网状影、结节影、糜烂和狭窄敏感性均较低，但特异性高，而裂孔疝特异性低。

三、食管动力检查

BE患者多有下食管括约肌功能不全，食管下段压力减低，容易形成胃食管反流，且对反流性酸性物质的清除能力下降，因此通过对患者食管内压力及pH进行监测，对提示BE的存在有一定参考意义。一般认为下食管括约肌压力低于1.33kPa为机能不全。Ranson等经实验测定正常人下食管括约肌压力为2.6+0.7kPa，而在广泛性BE患者为0.97±3.46kPa，显著低于正常对照组。当内镜不能确定食管下段边界时，还可在测压指导下进行活检。

四、黏膜电位差测定

正常情况下胃壁的电位差为－34～－38mV，食管壁为－12～－15mV。BE黏膜电位差明显增高。多数文献报告高黏膜电位差测定是BE的特征，因此食管电位差测定是诊断BE的一种非常灵敏的检查方法，检出率可达93%～100%。但亦有人认为，在炎症、溃疡或腺癌时黏膜电位差测定值与BE黏膜有较大重叠。

五、放射性核素检查

业已证明,正常或异位胃黏膜可以浓集同位素锝。正常情况下在膈裂孔以上不能见到这种浓集的同位素,但因 BE 上皮与胃黏膜上皮相似,同位素向上延伸到达胃食管交界处以上。但应用此种方法假阴性率高。

总之,具有下列情况者,应高度怀疑BE:①食管炎症状严重,对正规药物治疗反应不良;②吞咽时胸骨后有剧痛;③食管高度狭窄;④食管下段有不同于一般的局限性偏心性溃疡。以上情况应及时行内镜检查,并做活检以明确诊断。

第六节 并发症

一、食管腺癌

BE 中腺癌的发病率为 0~14.8%,其癌变经历了特殊肠化生→低度异型增生→高度异型增生→原位癌→浸润性腺癌的病理过程。有研究发现从HGD发展至腺癌不超过一年,而另有研究发现需要1.5~10年的时间。有一些患者则保持在HGD阶段多年不变。随访部分患者从 SIM 发展至腺癌的时间为 3~10 年。在BE的不同组织学分型中,以 SIM 更易癌变。SIM型上皮和异型增生在不同患者表现不尽相同,在食管末端及胃-食管连接处的分布可呈点状或全周分布。在LSBE和SSBE两者中,LSBE更易发生异型增生和癌变。有研究发现BE的长度每增长1倍,其癌变危险性将增加1.7倍。伴有异型增生的BE柱状上皮的长度明显高于单纯 BE 的长度。

研究表明,贲门癌不同于胃其它部位的肿瘤,其具有BE的流行病学特征,通常起源于BE上皮,呈现肠化-异型增生-癌变的过程,即和食管腺癌在临床及流行病学方面十分相似,因此有学者提出两者应是同一来源,同一种病,甚至可合称为食管贲门癌(esophagocardia cancer)。

BE腺癌的危险信号有以下几点:①男性病人,尤其是吸烟和饮酒者;②肠型上皮型BE,有持续重度反流或吞咽困难;③高度异型增生;④合并硬皮病;⑤抗反流手术后再次食管狭窄或反流未能控制者。

诊断BE腺癌的依据包括:①确诊为原发性食管腺癌;②有较长的BE病史;③具备确切的组织学形态;④应找到BE从异型增生发展到原位癌和浸润癌的过渡形态。诊断主要依据内镜活检组织病理学检查,活检应在多部位进行,食管拉网细胞学检查阳性率较高。

二、出血

BE并发糜烂、溃疡、癌变或伴有食管裂孔疝等可致出血。一般出血量较少,也可引起大量出血。

三、穿孔

少数 BE 可致食管下段穿孔,形成纵隔脓肿或食管瘘。

四、食管狭窄

因溃疡或癌变引起。

第七节 诊断与鉴别诊断

BE的最初定义为食管远端的正常鳞状上皮被柱状上皮替代,其受累长度≥3cm,也称为长节段BE(long-segment Barrett's esophagus,LSBE)。BE的新定义为美国胃肠病学会1998年提出,是指食管远端组织活检有肠化生的黏膜存在,而不考虑其受累长度,也称为短节段BE(short-segment Barrett's esophagus,SSBE)。新定义重点强调与食管腺癌发病有关的肠化生上皮的存在。根据BE的新定义,诊断BE的前提是组织学改变,即在食管末端出现杯状细胞,而不管其长度如何。因此,BE的诊断应强调内镜检查结合组织学检查共同完成。

BE主要和单纯胃食管反流病、食管裂孔疝、贲门失弛缓症、食管硬皮病和食管腺癌等疾病进行鉴别,鉴别诊断主要依靠其特异的临床表现、准确的影像学检查、内镜检查和黏膜活检,确诊要靠内镜和组织学检查,与以上疾病的鉴别诊断并不困难。

第八节 治疗

BE的治疗原则是控制胃食管反流,消除症状,预防和治疗并发症,包括异型增生和癌变。

一、内科治疗

适应证为BE伴有食管炎、溃疡或食管狭窄,难治性溃疡而未能手术者。发病初期,需要调整生活方式,如抬高床头15~20cm,控制睡眠时间,超重病人应减肥,避免使用降低食管下段括约肌压力的食物和药物等。吸烟与BE有关,应戒除。据报告BE病人中重度吸烟者达85%,伴腺癌者平均吸烟40.3年,未伴癌者仅4.7年。

抑酸是目前最常用的抗反流治疗方法。H_2受体拮抗剂(H_2RA),如西咪替丁、雷尼替丁和法莫替丁为临床常用的抑酸药物,其经济、实用,但作用较为短暂,由于其不能阻断餐后迷走神经兴奋引起的胃酸分泌途径,因此不能完全阻断餐后酸分泌。此外,反复使用H_2RA常在2周后出现耐药而使抑酸作用减低。PPI作用在壁细胞泌酸的终末途径,为目前作用最强的抑酸药物,能更好地控制BE患者烧心、反酸、胸痛及吞咽困难等反流症状,对反流性食管炎也有更高的愈合率。有报告奥美拉唑可部分逆转BE上皮或使其完全恢复到正常食管上皮,因此认为该药不仅可减少BE的发生率,甚至可达到治愈目的,从而减少腺癌的发生率。研究发现单独使用PPI的部分患者可发生夜间酸突破,因此有人建议夜间加服H_2RA以克服夜间酸突破。BE的发生不但与酸反流相关,还与十二指肠胃食管反流(DGER)相关。研究发现大剂量PPI抑制胃酸治疗不但可以减少食管下端酸暴露,还可降低食管下端胆汁暴露。

新近开发的PPI由于其代谢方面的特点,在抑酸效果方面较以往的PPI有明显的优势。

与奥美拉唑pKa值不同，在新生和衰老的壁细胞中，雷贝拉唑均有较高的浓度，使其对这两种细胞有更好的抑酸效果，起效也更快。研究表明，雷贝拉唑20mg口服第一天胃内平均pH以及pH>3、pH>4总时间百分比均明显高于奥美拉唑20mg口服。埃索美拉唑是奥美拉唑的S型异构体，其个体间药代动力学差异小，故能更有效地长时间抑制胃酸分泌，其控制24小时胃内pH的能力明显强于奥美拉唑、潘妥拉唑、兰索拉唑和雷贝拉唑。必须强调的是，尽管不同的PPI在药效学和药代动力学方面有所不同，但这些差异的临床意义尚待进一步探讨。

促动力药物可减少胃食管反流，常用药物有胃复安、多潘立酮、西沙必利和莫沙必利等。

二、内镜治疗

内镜下治疗已经被广泛用于处理Barrett食管伴有的肠上皮化生、异型增生或局限于黏膜层的癌变。方法包括激光、多极电凝、热探头、氩气凝固（APC）、光动力（PDT）、冷冻、内镜下黏膜切除（EMR）等。理想的治疗方法是彻底破坏化生上皮、异型增生上皮，但不损伤深层组织，同时不产生狭窄和穿孔等严重并发症。目前应用比较多的是EMR、氩气凝固、激光和光动力治疗。

三、外科治疗

适应证为BE伴有食管炎内科治疗无效、难治性溃疡、不能扩张的食管狭窄、重度异型增生或癌变者。抗反流手术的作用尚不肯定。一般选择Nissen胃底折叠术，如手术能成功地减少胃反流，便可减少反流性食管炎、溃疡、狭窄、出血等并发症，并能阻止食管柱状上皮向近侧发展。此手术仅能改善症状，但不能使食管柱状上皮回复为鳞状上皮，也不能阻止BE食管异型增生及食管腺癌的发生。有个别行抗反流手术的病人食管下段黏膜由柱状上皮回复为鳞状上皮，且酸反流实验证实成功的胃底折叠术能减少反流。尽管这些报告令人鼓舞，但在对BE病人常规进行胃底折叠术之前，仍需进行大量临床病例的研究。对严重的狭窄可采取狭窄切除或转流术，但这种手术实际上是促进反流，所以不宜推广。对已发生腺癌的患者应选手术治疗。由于食管腺癌比鳞状上皮癌恶性度高，有早期扩散和转移倾向，且手术未能彻底切除的异型增生灶也有继续发展成癌的可能，因此有人提出应以食管广泛切除为宜。

第九节 预防与监测

目前有报道应用抑酸制剂及COX-2酶抑制剂作为Barrett食管癌变的化学预防药物。流行病学研究显示阿司匹林和非甾体类抗炎药能够非选择性地抑制COX酶，从而降低食管腺癌发生率。最近的研究应用大剂量PPI联合COX-2抑制剂进行10天疗程的治疗，结果显示能够有效减少细胞增殖。但同时也有学者提出，完全彻底的抑酸存在潜在的副作用，如细菌过度增殖和长期高胃泌素血症，这些因素本身就有可能增加肿瘤发生的危险性。关于抑酸药物在预防Barrett食管癌变中的作用还有待于进一步探讨。

迄今为止，尚无肯定的方法可完全永久地消除BE上皮，也没有被证实可以减少BE的癌变。残留在新生鳞状上皮下的BE上皮仍是值得关注的问题。因此对BE上皮和胃黏膜变化的内镜监测和随访非常必要。目前对于内镜随访方法和间隔时间尚未达成共识。一般认为，对不伴有异型增生的BE患者应每2年接受1次内镜复查，如果2次复查后未检出异型增生和早期癌，可以酌情将复查间隔放宽为2～3年；对伴有轻度异型增生的BE患者，第一年应每6个月接受1次内镜复查，如果异型增生没有进展，可以每年复查1次；对重度异型增生的BE，有两个选择：①建议手术治疗，②密切监测随访，直到检出黏膜内癌。对重度异型增生的BE应该每3个月复查胃镜1次。抗反流手术并不能完全防止BE患者发展为腺癌，1%～5%的患者仍可能继续发展为重度异型增生和腺癌，因此抗反流手术后的BE患者也应进行严格的内镜监测和随访，不论手术抗反流的效果如何。

（第三军医大学西南医院消化科 房殿春）

参考文献

1. Enzinger PC, Mayer RJ. Esophageal cancer. N Engl J Med，2003,349:2241-2252
2. Louis E, DeLooze D, Deprez P, et al. Heartburn in Belgium: prevalence, impact on daily life, and utilization of medical resources. Eur J Gastroenterol Hepatol,2002,14: 279-284
3. Raj A, Jankowski J. Acid suppression and chemoprevention in Barrett oesophagus. Dig Dis, 2004, 22: 171-180
4. 房殿春. Barrett 食管与食管腺癌. 中华消化内镜杂志, 1999,16: 253-254
5. Sharma P,Morales TG,Sampliner RE,et al. Short-segment Barrett's esophagus. The need forstandardization of the definition and of endoscopic criteria. Am J Gastroenterol,1998,93: 1033-1036
6. 于中麟. Barrett 食管内镜诊断进展. 中华消化内镜杂志，2004, 21: 429-431
7. Massimo C, Gabriella L, Sabrina B, et al. Barrett's esophagus:an update. Crit Rev Oncol Hematol，2003，46(2):187-206
8. Giuli R, Siewert JR, Couturier D, et al. Barrett's esophagus.Editons John Libbey Eurotext, Paris, 2003:466
9. Sharma P,McQuaid K,Dent J,et al. A critical review of the diagnosis and management of Barrett's esophagus: the AGA Chicago Workshop. Gastroenterology, 2004 Jul,127:310-330
10. Gurski RR, Peters JH, Hagen JA, et al. Barrett's esophagus can and dose regress after antireflux surgery: a study of prevalence and predictive features. J Am Coll Surg, 2003,196:706-712
11. Coad RA, Woodman AC, Warner PJ, et al. On the histogenesis of Barrett's oesophagus and its associated squamous islands: a three-dimensional study of their morphological relationship with native oesophageal gland ducts. J Pathol,2005,206:388-394
12. van Blankenstein M, Looman CW, Johnston BJ,et al. Age and sex distribution of the prevalence of Barrett's esophagus found in a primary referral endoscopy center. Am J Gastroenterol, 2005, 100:568-576

13. Banki F, Demeester SR, Mason RJ,. Barrett's esophagus in females: a comparative analysis of risk factors in females and males. Am J Gastroenterol,2005,100:560-567
14. Hage M, Siersema PD, van Dekken H, Steyerberg EW, Dees J, Kuipers EJ. Oesophageal cancer incidence and mortality in patients with long-segment Barrett's oesophagus after a mean follow-up of 12.7 years. Scand J Gastroenterol,2004,39:1175-1179
15. Lenglinger J, Ringhofer C, Riegler FM. Cardiac mucosa indicates risk for Barrett esophagus. World J Gastroenterol,2006,12:5259
16. Richter JE. Short segment Barrett's esophagus: ignorance may be bliss.Am J Gastroenterol, 2006,101(6):1183-1185

第十章 老年胃食管反流病

第一节 流行病学

无论是在西方还是在亚洲,胃食管反流病的发病在近年来均呈上升趋势[1, 2, 3,]。美国的一项统计资料表明,GERD所耗费的直接医疗费用每年为93亿美元,在消化系疾病中列第一位[4]。国外研究显示,胃食管反流病患病率随年龄上升而有增加趋势[5],西方国家人群中反流性食管炎的现患率为2%,老年人群为5%[1]。而由于社会人口老龄化趋势渐强,人类预期寿命延长,胃食管反流病将是医学家们乃至整个社会都不能不面对的问题。

老年人群中胃食管反流相关症状常见,女性的发生率更高。芬兰对487例65岁以上的老年人进行症状问卷调查[6],包括烧心、反酸、胸痛、吞咽困难、消化不良、呼吸道症状、呕吐和嗳气等。8%的男性和15%的女性每日发生反流症状,54%的男性和66%的女性每月发生反流症状。国外研究表明,随年龄增加,反流性食管炎发病率增加[7],然而反流症状的发生率并未增加,甚至下降。Collen等[8]对>60岁和<60岁者分组研究发现,尽管两组的烧心症状严重程度和频率相似,但前者食管黏膜病变(糜烂性食管炎、Barrett食管)明显增加(81% vs 47%,$P<0.002$)。Locke等[9]的调查显示,65岁以上的患者中20%每周发生一次烧心或反酸,59%每月发生一次,与小于65岁的人群相比,其症状发生率相似,且烧心的发生率与年龄成反比。

我国尚无大规模的针对老年人胃食管反流病发病率的流行病学数据。有研究者对北京地区2000例老年人进行问卷调查[10],根据反酸、烧心、反食的症状程度和频度判断胃食管反流病相关症状。结果表明,60岁以上老年人中胃食管反流病相关症状的现患率为8.63%。70岁以下组中占8.59%,71~80岁组中占8.61%,80岁以上组中占9.38%。各年龄间并无明显差异。3.7%的老年人每天有烧心症状,4.0%的老年人每周有症状,15%的老年人每月至少有一次症状,此结果与日本的报告较为接近。

北京、上海两地的调查结果显示[11]:胃食管反流病症状患病率在40岁年龄段即明显上升。40岁以下人群症状患病率较低。但在60岁以上的老年组中,其症状患病率为9.7%,并不明显高于60岁以下人群。

第二节 老年胃食管反流病发病机制的特点

GERD是胃肠道动力障碍性疾病,受多因素影响,存在抗反流的防御机制下降和反流物对食管黏膜的攻击作用增强两方面的因素。老年人中,抗反流的防御机制包括抗反流屏障减弱、食管廓清功能减低的因素尤为重要。

Csendes等[12]在113名年龄在2个月至74岁的健康人群中进行的研究显示,胸段食管蠕动波波幅和持续时间在成人和儿童相似,而LES静息压随年龄变化,在65岁以后会明显下降。此外，老年人经常服用的茶碱类、硝酸酯类、钙拮抗剂、抗抑郁剂、镇静剂等药物，均可以降低LES压力，促进胃食管反流病的发生和发展。而Kasapidis等[13]的研究发现：LES静息压下降与并发症（糜烂、狭窄、Barrett食管等）的发生有显著的相关性。这也可能是老年人重度反流性食管炎比例较高的原因。

食管体部的清除在酸反流和反流性食管炎的发生和严重程度方面起重要作用。所谓蠕动性收缩是指在两个邻近的近端和远端水平之间（距离3～5cm）的收缩波峰间隔时间为0.25～7s。经24h食管pH和压力监测表明，只有蠕动性收缩可以使食管内pH明显升高[14,15]，这种蠕动性收缩可以有效地清除反流入食管的酸性胃液。胃食管反流病患者在发生胃食管反流时继发的蠕动性收缩少于健康人群。不仅如此，胃食管反流病患者的食管蠕动性异常还存在食管运动幅度低下的问题。食管收缩幅度低下、蠕动性差导致食管对反流物的酸廓清能力障碍，使食管酸暴露时间延长。Kahrilas[16]报道，在轻型食管炎患者中有25%存在食管蠕动异常，但在重症食管炎患者中有48%存在食管蠕动异常，并导致相应程度的食管酸廓清障碍。Kasapidis等[13]对有或无食管炎的GERD患者所做的前瞻性对比研究发现：食管酸廓清中食管体部有效蠕动越少，反流时酸暴露的时间越长，食管炎的程度越重。所谓有效蠕动是指食管体部蠕动性收缩幅度达30mmHg以上。国内的研究也显示，在酸反流重、食管炎重的病例，不仅LESP低下，且食管体部的清除功能也显著降低，有明显酸反流时及有不同程度反流性食管炎时，远端食管蠕动收缩振幅低下，进餐、餐后和卧位时食管有效蠕动更少[17]。

有研究表明：老年人的食管酸暴露程度重于非老年人。Fass等[18]将GERD患者分为老年组（≥60岁）和非老年组（<60岁）并行24h食管pH监测，老年组pH<4的总百分时间稍高于非老年组（P=0.18），卧位和立位pH<4的百分时间也稍高于后者（分别为P=0.48和P=0.2）。郭荣斌等[19]探讨了老年人反流性食管炎与非糜烂性胃食管反流病的患者食管运动功能及24h食管pH监测的特点。将因反酸、烧心伴胸骨后不适等症状的患者分成≥60岁组(即老年组)和<60岁组(对照组)，分别行食管测压及pH监测检查。结果显示老年反流性食管炎组及老年非糜烂胃食管反流病组的LESP分别为1.0±0.79 kPa和1.16±0.90 kPa，均明显低于老年对照组（1.72±0.58 kPa）和非老年对照组（1.96±0.49 kPa）（P<0.01）。食管体部的动力学参数LEPP、UEPP在老年反流性食管炎组为（4.94±2.23 kPa）、（4.20±1.75 kPa），老年非糜烂胃食管反流病组为（2.64±3.32kPa）、（4.58±2.33 kPa），均显著低于老年对照组的（10.22±4.55 kPa）、（6.86±2.11 kPa）和非老年对照组的（9.13±3.50 kPa）、（6.20±2.08 kPa）（P<0.01）；两患病组的食管体部传导性蠕动波比例均显著低于对照组，而非传导性蠕动波及反向蠕动波的比例明显高于对照组（P<0.01）。该项研究还发现：老年胃食管反流病患者的所有24h食管pH监测指标均显著高于对照组（P<0.01）。说明老年胃食管反流病患者存在明显的胃食管酸反流现象的同时，食管运动障碍功能的现象也非常突出。食管运动功能障碍的主要表现为LESP下降，食管体部蠕动压力幅度低下，蠕动波运动形式紊乱，且老年组食管运动功能减退重于非老年组，尤以老年RE组为著。吴道宏等[20]的研究也显示了相似的结果。他们对16例老年健康者、18例非老年健康者、46例老年胃食管反流病患者、23例非老年胃食管反流病患者进行了食管测压和24h食管pH监测，结果显示：反流性食管炎组LESP显著低于相应对照组，其食管中远段收缩压下降，老

年食管炎组比非老年食管炎组压力降低更明显。老年食管炎组 pH > 5 min 的长反流次数明显高于无食管炎组，说明老年食管炎组食管蠕动功能减退重于非老年组。提示在老年人中，食管黏膜损害的发生与酸廓清减退的关系较非老年人更为密切。

研究显示[21]，滑动性食管裂孔疝发生率随年龄增长而增加。而食管裂孔疝患者存在食管动力异常已被证实，主要表现为食管远端蠕动障碍，导致食管排空延迟和酸廓清时间延长，这种蠕动障碍与反流程度和食管炎程度有明显的相关性。吴道宏等[22]对老年、非老年胃食管反流病伴与不伴食管裂孔疝患者进行食管测压和24h食管pH监测，并与老年、非老年健康对照组进行比较，结果发现有食管裂孔疝的老年胃食管反流病患者的下食管括约肌压力（LESP）明显低于无食管裂孔疝的老年患者，也明显低于老年对照组。存在食管裂孔疝的老年胃食管反流病患者食管远端收缩压明显低于无食管裂孔疝的老年患者。提示食管裂孔疝可以影响老年患者的食管抗反流屏障功能及远端蠕动功能。

食管的酸廓清能力一方面体现在食管运动功能上，另一方面也体现在食管的化学清除能力上。有研究显示[23]，反流性食管炎患者唾液和食管黏液的分泌量较正常人明显减少，促进了食管黏膜损伤的发生和发展。Sonnenberg 等[24]分析了老年反流性食管炎患者的唾液分泌特点，研究选择了老年反流性食管炎患者、年龄及性别配伍的老年健康对照组和青年健康对照组，分别测定静息时、2% 柠檬酸刺激腮腺后、食管灌注水和10mmol 盐酸灌注时的唾液分泌量和碳酸氢盐浓度，结果显示：静息状态下及2%柠檬酸刺激腮腺后的唾液分泌量和碳酸氢盐浓度在三组间相似，盐酸灌注时唾液分泌总量和碳酸氢盐浓度在青年组分别增加150%和30%，而在老年反流性食管炎组和老年对照组无明显增加。这提示，在食管呈酸性环境时，老年人唾液分泌量少于年轻者，唾液中碳酸氢盐浓度低于年轻人，这种化学清除能力的下降可能是老年人在存在胃食管反流时食管黏膜损伤较重的原因之一。

老年患者的内脏敏感性与年轻人有所不同。研究发现，反流相关性症状的感知和食管内酸暴露水平不呈绝对的对应关系，表明不同个体对胃内容物的刺激有不同的敏感性，反流症状的产生与个体内脏敏感性增高有关。对于反酸在正常范围且症状与反流相关的患者，正常量的酸反流足以引起烧心、反酸等症状，提示这些患者可能对酸高度敏感[25]。有研究显示[27]，NERD 患者对酸敏感性增强，进而导致对腔内特定刺激的内脏感觉发生改变。目前认为这种高敏感性可能与食管感觉神经纤维末梢致敏和 / 或脊髓、大脑中枢致敏有关[27]。Lasch 等[28]采用食管内气囊膨胀的方法探讨了食管疼痛阈值与年龄的关系。将27名健康志愿者分为<65岁组和≥ 65 岁组，均放置带气囊的导管，气囊置于 LES 上 10cm 处，每次注气 2ml，连续注气至达到痛阈的气体量以上2ml 或达到最大量30ml。重复两次取均值。老年组中有 5 例达最大量30ml仍未出现疼痛，中青年组中达痛阈的气体容量平均为 17 ± 0.8ml，而老年组平均为 27 ± 1.4ml（$P<0.01$），提示老年人食管敏感性较年轻人降低。Fass 等[18]的研究也发现，在进行食管滴酸试验中，老年组初始症状感知时间明显长于非老年组（$P<0.05$），感知强度等级低于后者（$P=0.08$）。食管化学感受器对酸性的敏感性降低，食管对酸的疼痛感知阈提高，这可用于解释老年人症状发生率并不高于年轻人的现象，但从另外的角度来看，由于老年人症状感知低于年轻人，部分老年胃食管反流病患者可能无法及时就诊，从而得不到有效的治疗。

胃酸和胃蛋白酶是反流物中损害食管黏膜主要成分，但近年的许多研究表明，十二指肠-胃-食管反流（duodenogastroesophageal reflux，DGER）对食管黏膜的损害作用同样重要，动物实验研究发现胃液和十二指肠内容物对食管黏膜均有明显的损害作用，二者无论单独或同时存在都能造成食管的黏膜损伤。且随时间延长损害加重，十二指肠内容物的损伤作用更为强烈[29]。Vaezi[30,31]的研究发现，95%的Barett食管患者及79%的胃食管反流病患者的反流均为胃、十二指肠混合反流；有溃疡、狭窄等并发症的Barrett患者的胃内、食管内胆汁浓度均高于无并发症的Barrett患者组，也高于反流性食管炎组及对照组。王虹等[32]的研究显示，老年GERD患者中，无论是总胆红素吸收值>0.14的百分时间还是卧位和立位的胆汁反流时间，均长于青壮年组，老年人混合反流的发生率高于青壮年组（70%：22%，$P<0.05$）。这可能也是老年胃食管反流病患者中严重食管炎发生率较高的原因之一。而年龄大和病史长者，也是Barrett食管的高危因素。

第三节　老年胃食管反流病患者的临床表现特点

与胃食管反流相关的症状分为三类，即：典型症状、不典型症状与消化道外症状。典型症状是烧心、反酸、反食；非典型症状为胸痛、上腹部疼痛和恶心；消化道外症状包括口腔、咽喉部、肺及其它部位（如脑、心）的症状。Fass等[26]提出将胃食管反流病患者分为三个独立的群体：非糜烂性反流性疾病（NERD）、反流性食管炎（RE）和Barrett食管（BE）。这一观点已被多数学者接受。

Fass等人[18]的研究探讨了老年胃食管反流病患者与非老年患者的差异。他将胃食管反流病患者分为老年组（≥60岁）和非老年组（<60岁），分别调查其各种症状的发生率及症状严重程度。烧心的发生率在老年组和非老年组中分别为91.3%和96%，反酸的发生率分别为87%和96%，吞咽困难的发生率分别为39.1%和52%，胸痛的发生率分别为59.1%和56%，上述症状的发生率差异并不明显。但老年患者轻至中度烧心者占45.8%，非老年组中为81.1%，老年组中严重烧心者占54.2%，后者中占18.9%，老年组患者烧心症状的严重程度明显低于非老年组（$P<0.02$）。老年组反酸症状的严重程度也明显低于非老年组（$P=0.03$）。吞咽困难（$P=0.3$）和胸痛（$P=0.6$）的严重程度在两组间无显著性差异。该结果提示，老年患者的典型胃食管反流症状严重程度相对轻于青中年患者。

胸痛症状在老年患者中虽然并不重于非老年患者，但在老年人中，与心血管疾病的混淆时常发生。很多胃食管反流患者的胸痛被误认为心源性胸痛，从而接受大量不必要的检查。

老年胃食管反流病患者的消化道外症状十分常见。可有咽喉痛、声嘶、发音困难、咽喉部异物感等表现，累及到肺部时，可引起哮喘、支气管炎、吸入性肺炎和肺纤维化。吴本俨等[10]调查了北京地区老年人胃食管反流相关症状的发生率，消化道外症状的发生率在反流患者组明显高于对照组，如咽喉痛（62.87% vs 42.28%，$P<0.01$），牙龈炎（61.68% vs 46.58%，$P<0.01$），夜间呛咳（27.54% vs 11.59%，$P<0.01$），咳嗽（67.07% vs 54.49%，$P<0.05$），气管炎（41.92% vs 30.98%，$P<0.05$）及哮喘（17.37% vs 11.59%，$P<0.01$）等。

由于老年人上食管括约肌压力下降，吞咽后松弛延迟，咽收缩压和咽食管蠕动波速率增加，吞咽起始的感觉阈值也增加。吞咽后远端食管同步收缩显著增多，且吞咽后远端食管收缩失调，不仅食物通过食管发生一定的障碍，对反流物的清除能力也下降。这也可能是老年人更容易出现食管外症状的原因之一。

Fass的研究显示：老年胃食管反流病中反流性食管炎者占74%，而非老年组中占64%。提示老年胃食管反流病患者更容易出现食管黏膜的损伤。亦有研究表明：按照洛杉矶分类，老年反流性食管炎患者中属C级和D级的重度食管炎所占比例高于中青年反流性食管炎患者。老年胃食管反流病患者的食管黏膜损伤更趋严重。

老年胃食管反流病患者似更容易发生严重并发症。Zimmerman等[33]的报告指出，因急性上消化道大出血住院的患者中，由食管炎引起者在≥80岁的老年人中占21.2%，60～69岁的患者中占3.3%。而高龄也是Barrett食管发生的高危因素。

第四节 老年胃食管反流病的诊断及治疗

老年胃食管反流病的诊断和治疗原则应遵循国际及国内的现有的针对所有胃食管反流病的共识意见。但应注意到老年人群的特殊性。

以症状为出发点的诊断思路同样适用于老年胃食管反流病患者。国内的一项研究[34]探讨了问询表调查在我国诊断老年GERD的临床价值。研究选取有烧心、反酸、胸痛等症状，且连续发作一周以上的老年患者并进行胃镜检查，胃镜阳性者归入反流性食管炎组，胃镜阴性者进一步行食管测压及24h胃食管pH监测，根据结果分为非糜烂性胃食管反流病组和正常对照组。所有患者均填写Carlsson-Dent自我症状问询表并给予PPI试验一周，以胃镜及24小时胃食管pH监测阳性为GERD确诊标准，统计问询表诊断胃食管反流病的敏感性、特异性和准确率。结果显示，三组的问询表得分分别为5.86 ± 2.90、5.00 ± 3.14和3.69 ± 1.57，前两组的得分与对照组比较有显著差异（$P<0.05$）；而反流性食管炎和非糜烂型胃食管反流病之间比较无明显差异。以4分为临界值，Carlsson-Dent问卷诊断胃食管反流病的敏感性为69.23%、特异性为38.46%、准确率为58.97%；PPI抑制试验结合Carlsson-Dent问卷诊断胃食管反流病的敏感性为88.46%、特异性为26.92%、准确率为67.94%。该研究表明，Carlsson-Dent问卷可用于筛选老年GERD，结合PPI试验可提高诊断的敏感性。

但由于症状和食管黏膜损害之间不平行的特点相对突出，且老年患者食管黏膜损伤相对较重，也使Barrett食管高危人群、老年人群中患其它上消化道严重疾病的机会相对较多，所以，应重视影像学的检查。在症状筛查时应注意有无报警症状。

由于老年患者中食管外症状发生率较高，应强调对有呼吸道、咽喉部症状表现的患者进行胃食管反流病方面的检查。

对老年患者食管运动的检查可能为其治疗提高有价值的指导。

但应强调的是，目前在针对老年胃食管反流病患者诊断和治疗方面，尚无较好的循证医学证据。

老年反流性食管炎的治疗主要是根据病情轻重，给予患者相应的生活辅导以改变其生活方式及药物治疗。

老年胃食管反流病患者应注意一些有影响下食管括约肌作用的药物。如：钙拮抗剂、茶碱类、抗胆碱药及镇静剂等，阿司匹林等非甾体类抗炎药(non-steroidal anti-inflammatory drug, NSAID)、强力霉素、铁制剂等可直接损害黏膜，故服用此类药物时应注意黏膜保护。

对于生活辅导仍不能改善症状的患者,则应选用药物治疗。

抑酸药物是治疗 GERD 的最主要手段,包括质子泵抑制剂(PPI)和 H_2 受体拮抗剂(H_2RA)。PPI可以迅速缓解症状和使食管炎愈合,除了控制症状和食管炎以外,PPI治疗尚可以使 GERD 患者受影响的生活质量改善。在给予患者适宜剂量的情况下,各种 PPI 的疗效几乎都可得到类似的良好疗效。H_2RA主要抑制空腹酸分泌和夜间酸分泌,但对进餐后酸分泌抑制作用较弱。对于非糜烂性胃食管反流病中症状属轻中度者常可取得满意疗效,但对于存在重度食管炎及有合并症的患者,PPI 疗效明显优于 H_2RA[34,36]。

考虑到非酸反流的问题,应适当结合促动力剂治疗老年胃食管反流病患者。尤其适用于夜间反酸伴有胆汁反流者,及伴随有腹胀、嗳气等动力障碍症状的患者。甲氧氯普胺为多巴胺受体拮抗剂,可以使下食管括约肌(LES)压力升高,促进胃排空,但因其可进入血脑屏障,引起锥体外系反应,故不宜作为 GERD 患者长期一线药物。多潘立酮虽与甲氧氯普胺同为多巴胺受体拮抗剂,但多潘立酮为外周多巴胺受体拮抗剂,无锥体外系反应。莫沙必利为 5-羟色胺4(5-HT4)受体激动剂,作用于肠肌间神经丛,释放乙酰胆碱使 LES 压力升高,食管蠕动加强,胃排空加快,可以有效减少 GERD 患者反流次数和时间,因其临床应用时间尚短,故需进一步监测其临床安全性。

老年胃食管反流病患者的食管黏膜损害及并发症更严重,合并的其它相关疾病机会较多,在维持治疗中对药物的需求可能与中青年不同。有研究显示[37],PPI在治疗和减少老年食管炎的复发方面较 H_2 受体拮抗剂更有效,在伴有合并症的患者中,PPI 治疗也有良好的耐受性和有效性。在 6 个月的 PPI 治疗后停止维持治疗,复发率将显著增加。

抗反流手术治疗针对老年胃食管反流病患者的研究尚少。由于老年人合并心肺疾病的机会较多,手术风险相对较大。其远期疗效也有待长期随访。

(北京大学第三医院消化科 夏志伟、齐颖)

参考文献

1. Nebel OT, Fornes MF, Castell DO. Symptomatic gastroesophageal reflux: incidence and precipitating factors. Am J Dig Dis, 1976,21(5):953-956
2. Howard PJ, Heading RC. Epidemiology of gastroesophageal reflux disease. World J Surg, 1992, 16:288 -93
3. Lim SL, Goh WT, Lee JM, Ng TP, Ho KY; Community Medicine GI Study Gr.Changing prevalence of gastroesophageal reflux with changing time: longitudinal study in an Asian population. J Gastroenterol Hepatol, 2005,20(7):995-1001
4. Sandler RS, Everhart JE, Donowitz M, Adams E, Cronin K, Goodman C, Gemmen E, Shah S, Avdic A, Rubin R. The burden of selected digestive diseases in the United States.Gastroenterology, 2002,122:1500-1511
5. Sonnenberg A, Massey BT, Jacobsen SJ. Hospital discharges resulting from esopgagitis among Medicare beneficiaries. Dig Dis Sci,1994, 39:183-188
6. Raiha IJ, Impivaara O, Seppala M, et al. Prevalence and characteristics of symptomatic

gastroesophageal reflux in the elderly. J Am Geriatr Soc, 1992, 40:1209-1211

7. Sonnenberg A, Massey B T, Jacobsen S J. Hospital discharges resulting from esophagitis among Medicare beneficiaries. Dig Dis Sci, 1994, 39: 183-188

8. Collen MJ, Abdulian JD, Chen YK. Gastroesophageal reflux disease in the elderly: More severe disease that require aggressive therapy. Am J Gastroenterol, 1995, 90:1053-1057

9. Locke GR III, Talley NJ, Fett SL, et al. Prevalence and clinical spectrum of gastroesophageal reflux: A population-based study in Olmsted County, Minnesota. Gastroenterology, 1997, 112: 1448 -1456

10. 吴本俨，邵勇，李园．北京地区老年人胃食管反流症状流行病学调查.军医进修学报，2004，25(4):110-112

11. 潘国宗，许国铭，郭慧平等．北京上海胃食管反流症状的流行病学调查.中华消化杂志，1999，19：223-226

12. Csendes A, Guiraldes E, Bancalari A, et al. Relation of gastroesophageal sphincter pressure and esophageal contractile waves to age in man. Scand J Gastroenterol, 1978, 13(4):443-447

13. Kasapidis P, Xynos E, Mantides A, Chrysos E, Demonakou M, Nikolopoulos N et al. Difference in manometry and 24 hour ambulatory pH-metry between patients with and without endoscopic or histological esophagitis in gastroesophageal reflux disease. Am J Gastroenterol, 1993, 88(11): 1893 -1899

14. Anggianish A, Taylor G, Marshall R. Oesophageal motor responses to gastroeso phageal reflux in healthy controls and reflux patients.Gut,1997，41(11):600-605

15. Anggianish A, Taylor G, Bright N, Wang J, Rokka T, Owen WA.et al.Primary peristalsis is the major acid clearance mechanism in reflux patients. Gut,1994, 35(11):1536-1542

16. Kahrilas PJ. Esophageal motor activity and acid clearance. Gastroenterol Clin North Am, 1990, 19(3)：537-550

17. 王智凤，柯美云，蓝宇.正常人和胃食管反流患者的昼夜食管 pH 和动力变化.中华消化杂志，1998，18：242-243

18. Fass R, Pulliam G, Johnson C, et al. Symptom severity and oesophageal chemosensitivity to acid in older and young patients with gastro-oesophageal reflux. Age Ageing, 2000, 29(2):125-130

19. 郭荣斌,彭丽华,程留芳等．老年胃食管反流病患者食管运动功能改变.世界华人消化杂志，2004，12(1):125-128

20. 吴道宏,蔡昌豪,吴本俨等．老年胃食管反流病患者食管运动功能测定.军医进修学院学报，2002，23(2):110-112

21. Stilson W. Hiatal hernia and gastroesophageal reflux. Radiology, 1969, 93:1323-1337

22. 吴道宏，蔡昌豪，吴本俨，李园．老年胃食管反流病伴滑动性食管裂孔疝患者食管运动功能测定．解放军医学杂志，2002，27：71-73

23. Sarosiek J, McCallum RW. What is the secretory potential of submucosal mucous glands within the human gullet in health and disease? Digestion，1995，56 Suppl 1 :15-23

24． Sonnenberg A. Salivary secretion in reflux esophagitis. Gastroenterology, 1982, 83:889 -897
25． Marcinkiewicz M , Han K, Zbroch T ,et al. The potential role of the esophageal pre-epithelial barrier components in the maintenance of integrity of the esophageal mucosa in patients with endoscopically negative gastroesophageal reflux disease. Am J Gastroenterol ,2000 ,95 (7) : 1652-1660
26． Fass R, Naliboff B, Higa L, et al. Differential effect of long-term esophageal acid exposureon mechanosensitivity and chemosensitivity in humans. Gastroenterology,1998,115:1363-1373
27． Goyal RK, Hirano I. The enteric nervous system. N Engl J Med, 1996，334(17): 1106
28． Lasch H, Castell DO, Castell JA. Evidence for diminished visceral pain with aging: Studies using graded intraesophageal balloon distension. Am J Physiol，1997，272:G1-3
29． 王雯，许国铭，李兆申等．胃及十二指肠液对食管黏膜损伤的实验研究．中华消化杂志，2000，20(4)：240-242
30． Vaezi MF, Richter JE. Synergism of acid and duodenogastroesophageal reflux in complicated Barrett's esophagus.Surgery,1995,117: 699-704
31． Vaezi MF, Richter JE. Role of acid and duodenogastroesophageal reflux in gastroesophageal reflux disease.Gastroenterology,1996,111:1192-1199
32． 王虹，姜佳丽，刘宾．不同年龄胃食管反流病的临床观察．基础医学与临床，2001.21(增刊)：29-30
33． Zimmerman J, Shohat V, Tsvang E, et al. Esophagitis is a major cause of upper gastrointestinal hemorrhage in the elderly. Scand J Gastroenterol，1997，32:906-909
34． 夏俊，刘健，姚健风等．问询表诊断老年人胃食管反流病的临床评价．老年医学与保健，2004，3（10）：35-37
35． Richter JE. Long-term management of gastroesophageal reflux disease and its complications. Am J Gastroenterol，1997，92(4 Suppl):30S-34S
36． 高舒达临床协作组．法莫替丁治疗反流性食管炎多中心临床观察．中华消化杂志，2003，23(7)：410-413
37． Pilotto A. Aging and upper gastrointestinal disorders. Best Pract Res Clin Gastroenterol，2004，18(Suppl)：73-81

第十一章 小儿胃食管反流病

胃食管反流（GER）是指胃内容物反流入食管，是小儿常见的上消化道动力紊乱，可分为生理性和病理性。生理性胃食管反流无器质性改变，随着年龄增长，多在出生后12～18个月缓解，少数症状持续至4岁左右。

小儿胃食管反流病（GERD）是指由于胃内容物不受控制地从胃反流至食管，甚至口咽部，而引起的上消化道运动障碍性疾病，它可以导致小儿营养不良、生长发育迟缓、食管炎，并与反复发作的肺炎、支气管炎、哮喘甚至婴儿猝死综合征等有密切关系。它是由反流引起的具有一系列食管内、外症状和／或并发症的临床症候群，需评估和治疗。

据我国1000例小儿GER综合资料，新生儿GER占29.88%，2～6个月占8.35%，7个月至14岁占61.77%，可显示新生儿GER约占1/3，但在婴幼儿、学龄前及学龄期儿童GER缺乏细致的分组资料[1]。

一、病因及发病机理

（一）下食管括约肌（LES）抗反流功能低下

1. LES压力低下和一过性LES松弛　以往认为LES压力（low esophageal sphincter pressure，LESP）降低是引起GER的主要原因。但很多研究结果表明，病理性GER患儿LESP大多正常，而静息LESP在生理性和病理性患儿中也无显著差异。因此认为，GER的发生并不意味着静息LESP的低下。目前认为，一过性LES松弛（transient lower esophageal sphincter relaxaion，TLESR）是引起小儿胃食管反流的重要原因[2]。TLESR与吞咽诱发的LES松弛不同，它不伴有食管的其它运动，或仅伴有随机的非蠕动性运动，一般持续10秒以上，较吞咽诱发的LES松弛时间长。

2. 下食管括约肌长度（lower esophageal sphincter length，LESL）的抗反流功能减弱

LESL是反映LES功能的客观指标，其腹内段在抗反流机制中发挥重要作用。LESL随年龄增加而增长。小儿LES功能成熟时间为2个月，至3岁是LESL快速增长的时期，3岁以后LESL的抗反流功能逐渐成熟。

（二）食管廓清能力降低

正常情况下，食管通过两个步骤进行酸的清除。第一步，容量清除：大部分反流物由于其自身重力和1～2次食管蠕动性收缩的联合作用而被迅速清除，但食管黏膜仍为酸性；第二步，由吞咽下的碱性唾液及食管黏膜自身的碳酸氢盐中和残留在食管壁的酸性物质。

胃食管反流患儿中常可见食管蠕动振幅降低，继发性蠕动减弱或消失。尤其在睡眠中发生的反流更容易损伤食管。

（三）食管黏膜的屏障功能破坏

食管壁抵抗力（上皮前、上皮和上皮后屏障作用）下降是食管损伤的重要原因。当食管黏膜屏障防御机制不全时，反流物中的盐酸、胃蛋白酶、胆汁和胰蛋白酶损伤黏膜，引起反流性食管炎、Barrett食管等。反流性食管炎的发生主要与反流物在食管内的停留时间和pH有

关，而与反流次数的关系较小[3]。

（四）胃排空延迟

胃排空能力低下，使胃容量和压力增加，可诱发LES开放，同时诱发一过性下食管括约肌松弛。

二、临床表现

1．顽固性呕吐　通常生后不久出现，表现为吐奶或喷射性呕吐，呕吐反复发作，有的酷似幽门梗阻，呕吐物大多不含胆汁。

2．生长发育迟缓　由于长期呕吐摄入不足所致，患儿体重不增或下降，伴有不同程度的营养不良。

3．呼吸道症状　表现为反复发作的哮喘、气管炎、肺炎、肺不张等，严重可发生紫绀、窒息，甚至猝死。婴幼儿常有夜间呛咳，或体位性呛咳。

4．并发症表现　反流性食管炎的幼儿常诉说反酸、烧心、胸骨后烧灼痛、声音嘶哑等，婴儿则表现为哭闹、烦躁，当发生食管痉挛或狭窄时，可产生吞咽困难伴发食管溃疡，可出现呕血、黑便（或便潜血阳性）、贫血。

三、诊断

（一）诊断依据[4]

1．具有GERD的临床表现：反复呕吐、溢乳、反酸、嗳气、烧心、胸骨后痛、吞咽困难、呕血、黑便、声音嘶哑等症状；哮喘、反复肺炎、窒息、生长发育不良等并发症。

2．24h食管pH监测：Boix-Ochoa综合评分＞11.99和酸反流指数＞4%者诊断病理性酸反流。

3．24h胆汁反流监测（Bilitec-2000）：食管胆红素值＞0.14提示有胆汁反流，是诊断十二指肠胃食管反流的客观证据。

4．胃镜检查：糜烂性食管炎的内镜诊断及分级标准为：0级：食管黏膜无异常，即为NERD（可有组织学改变）；Ⅰ级：食管黏膜点状或条状发红、糜烂、无融合现象；Ⅱ级：食管黏膜有条状发红、糜烂，并有融合但小于周径的2/3；Ⅲ级：食管黏膜病变广泛发红，糜烂融合呈全周性或有溃疡。

5．食管黏膜组织活检：

（1）RE的病理特点：食管鳞状上皮基底层细胞增生、肥厚，其厚度超过上皮厚度的15%；黏膜固有层乳头延伸进入上皮，达上皮厚度的2/3；浅表乳头层血管扩张；上皮层内中性粒细胞和嗜酸细胞浸润，或有较多的淋巴细胞浸润。如观察10个高倍视野，平均每个视野嗜酸细胞大于7个提示嗜酸细胞性食管炎；黏膜糜烂或溃疡形成，炎症细胞浸润，肉芽组织形成和／或纤维化。

（2）Barrett食管：食管鳞状上皮由腺上皮取代，出现杯状细胞的肠上皮化生。

6．其他检查：①上消化道钡餐造影：5min内有3次以上钡剂反流至食管提示有反流。同时可排除食管裂孔疝、贲门失弛缓症、胃扭转等疾病。②胃食管同位素闪烁扫描：胃食管反流指数（RI）≥ 3.5%。

（二）诊断标准

1. 具有 GERD 的临床表现。
2. 24h 食管 pH 和／或胆红素值监测阳性。
3. 胃镜下食管黏膜无损伤诊断为 NERD，有损伤诊断为 RE。

三、治疗

目前研究认为儿童 GERD 早期给予适当治疗，可避免或减少 GERD 相关并发症的发生。

（一）一般治疗

1. 体位疗法：将床头抬高 15°～30°，婴儿采用仰卧位，年长儿左侧卧位。
2. 饮食治疗：适当增加饮食的稠厚度，少量多餐，睡前避免进食。低脂、低糖饮食，避免过饱。肥胖患儿应控制体重。

（二）药物治疗

1. 抑酸剂：质子泵抑制剂（PPI）[1.0mg/（kg·d）] 4周，有效者减量至 0.5mg/（kg·d）或 H_2RA 维持 4～8 周，必要时可延长至 6 个月以上。无效者可适当增加 PPI 剂量或延长用药时间，或改用其它 PPI。

PPI：奥美拉唑（omeprazole）0.5～1.0mg/（kg·d），早餐前半小时顿服。

H_2RA：雷尼替丁（ranitidine）4～6mg/（kg·d）（每日最大剂量 300mg）；法莫替丁（famotidine）0.6～0.8mg/（kg·d）（每日最大剂量 40mg），分 2 次，q12h 或睡前 1 次服用。

2. 促动力剂：多潘立酮（domperidone），每次 0.2～0.3mg/kg，每日 3 次，饭前 15～30 分钟服用，疗程 4 周。
3. 黏膜保护剂：可选用硫糖铝、蒙脱石散剂等。

（三）手术治疗

适应证：①反流症状严重，合并食管狭窄、溃疡、出血，或严重影响生长发育；②解剖异常，如食管裂孔疝伴反复呕吐、上消化道出血；③与反流有关的呼吸道疾病反复发作，如吸入性肺炎、难治性哮喘、喉痉挛窒息等。

（二炮总医院消化科　刘建军）
（北京大学第三医院消化科　周丽雅）

参考文献

1. 王茂贵.小儿胃肠动力病的基础与临床研究.实用儿科临床杂志,2001,16:232-234
2. Schoeman MN, Tippett MD, Akkermans LM, et al. Mecarisms of gastroesophageal reflux in ambulant healthy human subject. Gastroenterology, 1995,108:83-91
3. Flora Filho R, Zilbersstein B. Reflux esophagiti and gastroesophgeal reflux disease:A case-sectional study of gastroesophageal reflux disease patients by age group. Rev Hosp Clin Fac Med

Sao Paulo, 1999,54:61-67
4．《中华儿科杂志》编辑委员会 小儿胃食管反流病诊断治疗方案（试行）中华儿科杂志，2006，44（2）:96

第十二章　胃食管反流病和系统性疾病

胃食管反流病是一种常见的疾病，是胃内容物反流入食管引起的一系列症状。正常生理情况下，机体有一些防御机制联合作用来防止反流。系统性疾病可影响机体正常的防御机制，从而引起反流或加重原有的反流性疾病。本章主要从病理生理学的角度阐述系统性疾病对胃食管反流的影响。

生理状态下，正常的下食管括约肌（LES）压力、正常的腹内压、生理范围内的瞬间下食管括约肌松弛及通过食管蠕动、唾液分泌及吞咽动作对反流物进行清除等四个主要机制联合作用阻止胃内容物反流入食管，同时清除食管内的有害物质。其中任何一个机制的损害都可能引起胃食管反流病（见表12-1）。

表 12-1　胃食管反流病的发病机制及相关疾病

机制	相关疾病
LES 压力降低	硬皮病，MCTD，类风湿性关节炎，淀粉样变，妊娠，吸烟
TLESR 次数增加	糖尿病
唾液分泌减少	干燥综合征，吸烟，MCTD
胃排空障碍	糖尿病，多发性肌炎，淀粉样变
胃酸过度分泌	Zollinger-Ellison 综合征，系统性肥大细胞增多症，短肠综合征
食管动力障碍	硬皮病，多发性肌炎，静脉曲张的硬化治疗，MCTD，糖尿病，淀粉样变
腹内压增加	肥胖，妊娠，吸烟

LES：下食管括约肌，MCTD：混合结缔组织病，TLESR：一过性下食管括约肌松弛

一、硬皮病（系统性硬化）

硬皮病累及多系统，其特征为单核细胞浸润、血管损害及胶原过度沉积于皮肤和内脏器官。临床表现包括皮肤受累、雷诺病、多关节炎及肺、肾、心脏和甲状腺疾病。

硬皮病经常累及胃肠道导致消化系统严重的动力障碍。超过90%的患者累及食管，主要表现为远端食管蠕动减低或丧失及LES压力下降，若并发干燥综合征，可导致中和胃酸的能力下降，而长期胃食管反流将导致受累患者进一步出现食管炎、Barrett食管及食管狭窄。

Abu Shakra 等对262名硬皮病患者随访14年，结果显示这些患者中烧心的发生率约71%，吞咽困难为49%～53%，研究者对其中121名患者（109名患者有烧心或吞咽困难症状）进行食管测压，结果提示LES压力下降或食管动力障碍的患者中烧心和吞咽困难的发生率远远高于测压正常的患者。另外还有122名患者进行了食管吞钡和/或上消化道内镜检查，这些患者中62%出现GERD的症状，39%合并食管炎，40%存在远端食管狭窄，3%有食管溃疡，6%有Barrett食管，另外还有25%出现裂孔疝。

硬皮病患者胃肠道受累的病理变化首先表现在固有肌层。这种损伤是渐进式的，伴随着平滑肌的萎缩和断裂，随之出现胶原浸润并为纤维化所替代。硬皮病早期的患者及健康人，

使用乙酰胆碱行直接胆碱能刺激可引起LES压力增加，而胆碱能受体的抑制剂腾喜龙作用相反。这个发现提示硬皮病患者食管动力障碍首先是由于神经调节障碍，再进一步引起肌肉萎缩。

Stampfl等发现食管蠕动异常和LES压力下降之间存在正相关，且食管蠕动异常的患者中反流次数明显增多。同时另外一个研究也发现这类患者食管远端异常酸暴露的时间百分比远远大于食管蠕动正常的患者。

有研究发现硬皮病患者中Barrett食管的发生率为37%（9/27），在GERD中其发生率为4%～13%。Barrett食管发生危险因素包括长期吞咽困难、LES压力低下、CREST综合征的出现（皮肤钙质沉着症、雷诺现象、食管动力障碍、指端硬化、毛细血管扩张），该研究还发现两名患者并发食管腺癌。有一研究对680名硬皮病患者随访了12年，未合并胃食管反流病症状的患者中仅1名最终出现食管腺癌。因此，由于硬皮病患者食管腺癌的发病率较低，并不推荐在这些患者中进行食管腺癌的筛查。

硬皮病患者中GERD的食管外症状包括非心源性胸痛、声音嘶哑、咽痛、咳嗽及复发性肺炎。这些患者随着食管动力障碍的加重及LES压力的减低，肺顺应性及肺功能也随之恶化。据统计，85%的患者出现误吸，92%的患者出现杓状红斑。但是食管pH监测显示肺功能与食管酸暴露之间并无关联。因此肺功能及食管动力障碍并存的可能原因是反流导致误吸，但也不能排除两个系统同时受累。

硬皮病患者GERD的治疗与单纯GERD患者类似，但前者更强调大剂量质子泵抑制剂（PPI）治疗。抑酸剂和促动力药联合使用可促进胃和食管排空、改善反流症状，有利于食管炎愈合。硬皮病患者外科治疗作用有限，仅适用于症状严重、持续的患者。胃底折叠术可能增加术后并发症，还可能加重食管蠕动异常患者的吞咽困难，目前认为Nissen术式中胃底部分缝合优于其它术式中的完全缝合。有报道称联合Collis和Nissen胃成形术疗效较佳。

二、结缔组织病

尽管类风湿性关节炎患者中烧心和吞咽困难的发生率并无增加，但是研究发现这些患者食管中下段的低幅蠕动波及LES压力减低并不罕见。

混合性结缔组织病中上消化道症状常见，包括吞咽困难（38%）、烧心和反酸（48%）、消化不良（20%）及呕吐（20%）。有一研究对61名患者随访6.3年，3名患者出现食管狭窄，1名患者出现反复误吸。食管测压提示与正常健康人相比，这些患者LES和UES（上食管括约肌）压力明显下降，同时食管远端蠕动幅度减低或无蠕动。类固醇治疗可提高LES压力、改善蠕动。有研究对5名儿童和成人混合性结缔组织病患者进行便携式食管pH监测，结果显示反流参数（pH<4的时间达总监测时间的27.7%）提高，长于5分钟的反流次数增加。

干燥综合征患者胃肠道症状明显，约75%患者合并吞咽困难。其机制可能是唾液分泌减少，削弱了中和酸反流的作用，同时食管结缔组织的损伤及蠕动障碍也是可能因素。有研究证实干燥综合征患者中约1/3仅有轻度、非特异性动力异常。除了一些严重吞咽困难的患者外，尽管干燥综合征患者吞咽困难发生率较高，其严重程度与食管动力异常之间并无直接关联；目前无报道显示这些患者烧心或食管炎的发生率增加。因此唾液中和作用的消失对

GERD的发生影响较小。

多发性肌炎主要累及环咽肌，引起吞咽困难。这些患者约2/3存在远端食管动力异常及蠕动受损，这两者可独立存在，或作为重叠综合征的一部分，从而导致吞咽困难、烧心和反流。抗酸治疗可改善食管症状。

约半数系统性红斑狼疮患者会出现一些消化道症状包括：恶心、呕吐、食欲下降。食管动力障碍常见，可引起烧心和吞咽困难。有研究提示超过一半的患者有GERD的症状，只有小部分患者有食管动力障碍如蠕动异常，但LES压力正常（见表12-2）。

表12-2 结缔组织病中的胃食管反流病

疾病	GERD	吞咽困难	LES压力	UES压力	近端蠕动	远端蠕动	唾液分泌	胃排空
硬皮病	+++	++	---	N	N/-	--	N	NA
混合结缔组织病	+	++	--	-	N	-	N	NA
类风湿性关节炎	+/-	-	-	N	N	-	N	NA
多发性肌炎/皮肌炎	++	++	N	--	--	N/-	N	-
系统性红斑狼疮	+	+/-	N/-	N	N	N/-	N	NA
干燥综合征	+/-	++	N	N	N	N/-	---	NA

GERD：胃食管反流病；LES：下食管括约肌；UES：上食管括约肌；N：正常；NA：证据不足

三、糖尿病

糖尿病患者，尤其是1型糖尿病、病程较长、血糖控制不佳或伴发糖尿病自主神经病变的患者，胃肠道症状和动力障碍常见。糖尿病患者中约44%合并GERD，大多数无明显症状。有学者在20名糖尿病患者中检测出7名患者存在食管体部动力异常，这些患者均合并周围神经病变。另一研究则纳入了50名无烧心症状的1型糖尿病患者，24h食管pH监测显示14名（28%）患者存在异常酸反流，这些患者多数合并有心血管自主神经病变。糖尿病患者LES的长度和压力与正常人无明显差异。这些患者反流增加的可能机制是瞬间LES松弛的增加，而且大多数是餐后，这与食管pH监测所见相符，可能与迷走神经受损有关；而缺乏GERD的症状则是因为自主神经病变导致的食管感觉迟钝。

糖尿病患者中GERD的另一个混淆因素是胃轻瘫，累及超过58%的患者。胃轻瘫起病缓慢，大部分患者无症状，常见的症状是早饱、厌食、餐后恶心和呕吐、烧心、反酸、嗳气和上腹部不适。代谢性改变，如严重高血糖、低血钾和酮症酸中毒可引起急性胃轻瘫和胃扩张。需先行上消化道内镜检查以排除其它引起恶心和呕吐的原因。有一回顾性研究纳入了20名顽固性恶心和呕吐的病人（这些患者均初诊为胃轻瘫），内镜检查后有11名患者发现新病变：念珠菌性食管炎（3名）、糜烂性食管炎（4名）、胃溃疡（2名）、十二指肠糜烂（1名）和胆汁反流性胃炎（1名）。糖尿病胃轻瘫的处理较复杂，包括纠正代谢异常，停用所有加重胃轻瘫的药物（抗胆碱能药物、三环类抗抑郁药、苯二氮䓬类药物、神经节阻滞药），胃肠减压、内镜下清除胃石等。促动力药，如甲氧氯普胺、多潘立酮、西沙必利和红霉素均可选用。饮食调节包括少量饮食、无渣饮食和流质饮食。严重的病例可使用胃空肠营养管或全胃肠外营养。目前尚有新的动力受体激动剂正在研究中，有报道称胃起搏器对部分严重病例有效。

糖尿病患者反流的治疗包括抑酸剂和促动力剂。含铝和镁的抗酸剂可能加重原有的腹泻，且由于铝和镁有肾毒性所以在肾功能受损的患者中需谨慎使用。H_2受体阻滞剂有助于2型糖尿病病人减轻体重及控制血糖，与格列吡嗪合用可能引起低血糖反应。有食管炎及症状严重的患者首选PPI。由于糖尿病患者中术后并发症风险增加，且食管和胃动力障碍的风险较大，所以不推荐行手术抗反流治疗。

四、肥胖

近年来肥胖的发病率逐渐升高。研究结果显示西方国家食管和贲门腺癌发病率增加可能与肥胖发病率增加及与之相关的GERD发病率增加有关。Lagergren等评估了820名肥胖患者GERD的症状和体重指数（BMI），结果显示GERD与肥胖无关。Lundell等也发现一组中等肥胖的患者与健康对照者之间在GERD的症状和24h食管pH监测结果方面并无差异。但Locke等分析了明尼苏达州Olmsted郡1524名居民的问卷，发现BMI大于30的居民其GERD症状的优势比为2.8（95%CI，1.7～4.5）。另一研究随访12349人约18.5年，结果显示BMI高的人群其GERD相关住院率的风险是1.22(95%CI，1.13～1.32)。肥胖患者LES压力增加的可能机制之一是腹内压增高，裂孔疝的出现削弱了LES的外源性压力从而引起反流。研究已经证实肥胖与裂孔疝和GERD症状相关。有一纳入1382名患者的回顾性病例对照研究提示BMI与内镜下裂孔疝和反流性食管炎的发生有关，即使去除了裂孔疝对GERD的影响，肥胖仍然是食管炎的一个危险因素。还有研究发现BMI与GERD存在量效关系。Jacobson BC等对10545名女性进行GERD问卷调查，评估了被调查者的症状严重程度、频率及BMI。在对被调查者的BMI和GERD症状进行Logistic回归后发现，BMI与GERD的症状频率存在剂量依赖关系，也就是说随着BMI的增加，GERD的症状频率也随之增加。因此该研究得出结论：无论是正常体重还是超重的女性，BMI与GERD的症状存在正相关；体重正常的女性人群中，即使是中等程度的体重增加也可能导致或加重反流症状。

面对以上有如此矛盾结论的研究，Corley DA等对既往的关于肥胖与GERD关系的文献进行了综合分析，共分析了20个符合入选条件的研究，包括18346名GERD患者。分析显示来自美国的研究证实BMI的增加与GERD症状存在正相关(OR=1.57，95% CI=1.36～1.80)，但是欧洲的研究结论不一，即使对各种因素进行分层分析后，仍无法对BMI与GERD的关系得到统一的结论。

肥胖患者测压结果提示BMI与LES静息压并无关联，但是60%的肥胖患者存在测压的异常，如LES压力降低（25%）、胡桃夹食管（14%）、非特异性食管动力异常（14%）、弥漫性食管痉挛（7%）和失弛缓（1%）。大多数患者无症状。尽管肥胖患者胆汁分泌和胰酶分泌增加，但这些患者的胃酸分泌和胃排空和非肥胖者相似。GERD的并发症如食管狭窄或溃疡在肥胖患者中并不常见，相反，肥胖是发生Barrett食管的一个较弱的危险因素（尤其在年轻人中）。事实上，腰/臀比增高，而不是BMI增高，才是上皮细胞增生的一个危险因素。

体重减轻可能减少肥胖患者的烧心症状，但这个结论仍有争议。有34名肥胖患者伴有GERD症状，但内镜检查正常或仅有轻度食管炎，实行减肥。餐后，其中9名患者症状完全消失。然而另外一个随机、对照、前瞻性的研究纳入了32名合并GERD症状的肥胖患者，减肥后这些患者GERD的症状和24h食管pH监测的结果并无改善。肥胖患者GERD的外科治疗疗效不肯定，因其可引起反流加重。有一瑞典的前瞻性研究显示患者的GERD症状术后无缓解。但是两个最近发表的前瞻性研究评估了肥胖患者腹腔镜下胃成形术前后GERD症状缓解的情况，结果提示超过90%的患者GERD症状改善或完全缓解。也有研究提示通过胃Roux-en-Y术式可减轻体重，同时GERD症状缓解或GERD药物治疗量减少达90%。总之，在肥胖患者中体重减轻的作用仍缺乏有力的证据。

肥胖患者的药物治疗例如PPI和H_2受体阻滞剂的剂量需根据标准体重调整，因为肥胖患者的药代动力学会有所改变。QT间期延长的患者禁用西沙必利，由于研究发现肥胖患者中约24%存在QT间期延长，所以肥胖患者慎用西沙必利。PPI是GERD的首选治疗，但是目前缺乏单纯用于肥胖患者的研究。

由于手术增加了并发症的风险，减少了长期有效率，所以抗反流手术的作用仍有争议。

五、妊娠

GERD的典型症状如烧心和反酸在妊娠患者中常见，可明显影响患者的生活质量。目前没有较大型的关于妊娠人群中GERD流行病学的研究，而且缺乏测压或pH监测的前瞻性研究；因此，妊娠人群中GERD的发病率未知。西方国家妊娠妇女GERD的预测发病率超过25%，而非妊娠人群则为10%。有一研究纳入了607名妊娠妇女，妊娠早期烧心的发病率是22%，中期39%，晚期72%。回归分析显示烧心的发生率随妊娠周数及胎次的增加而增加。

妊娠患者GERD的临床症状谱与普通人群类似。除了烧心，还可有反酸、恶性、呕吐、吞咽困难或食管外症状如咳嗽、喘息或胸痛，妊娠晚期症状逐渐加重。

妊娠期间，由于腹内压增高且胎盘分泌雌激素和孕激素引起LES移位，从而导致LES静息压从妊娠中期始下降，直到分娩后恢复正常。由于低幅收缩的频率增加，食管的清除能力同样下降。

关于妊娠期间LES、食管动力、胃排空功能及腹内压的增高对GERD形成的作用目前研究数量有限，而且结果不一。有些研究证实随着妊娠的进展LES压力逐渐下降，GERD的症状越来越明显，但是另外一些研究却不支持这一结论。也有研究证明妊娠期间胎盘产生的雌激素和孕激素对LES压力的共同影响比这两者单独作用时要大大增强；妊娠期由于激素分泌的变化，与正常对照组相比，妊娠晚期患者食管清除能力下降，但正常月经周期中黄体期和卵泡期时食管动力却无类似变化。Schadel等发现胃固体排空能力在妊娠早期妇女与人工流产后六周的妇女之间无明显差别。研究显示妊娠妇女胃内压是正常对照组的两倍；腹内压增高可引起胃内压的增高，后者继而引起LES压力增加，因此腹内压增高可能需通过胃内压的变化才能导致GERD的形成。

跟正常人群一样，妊娠期GERD的诊断主要基于临床表现，其敏感性和特异性约90%。测压、pH监测及上消化道内镜诊断价值有限。食管吞钡为禁忌，尤其在妊娠早期。少数症状反复或怀疑GERD并发症的患者可行内镜检查。

妊娠期间治疗主要是改善生活方式、改变饮食结构及药物治疗如抗酸药、硫糖铝等，轻症患者不推荐使用 H_2 受体拮抗剂、PPI 或促动力剂。严重病例可使用 H_2 受体拮抗剂或 PPI。

六、肝硬化

肝硬化患者常常出现反流症状，食管 pH 监测的阳性率在 25%～64%，食管炎约 12%。研究发现，腹水、食管静脉曲张出血、肝性脑病及神经病变均不是反流症状出现与否的预测因素。肝硬化患者中，甚至是严重腹水和静脉曲张的患者，均未发现 LES 压力下降。

肝硬化患者反流的机制可能是食管动力障碍，主要是远端食管，后者导致酸清除能力下降，这在食管静脉曲张的患者中尤其明显。有人曾提出假说，食管静脉曲张出血是由 LES 压力异常或反流引起，但在肝硬化患者中比较有无出血患者 LES 压力及食管酸暴露的研究结果显然并不支持这个假说。事实上，甚至有研究提示严重食管静脉曲张是 GERD 的保护因素。由于腹内压增高对 LES 的影响较小，所以腹水患者腹内压增高对 GERD 的形成作用不大。经颈静脉肝内门体分流术不影响 LES 压力，但可逆转食管动力异常。

曲张的硬化治疗可减低 LES 压力，并长期减低食管蠕动的速度和幅度，硬化治疗后还会出现同步收缩，但一周后基本消失。另外，硬化治疗还可引起胸痛、烧心和吞咽困难。有研究证实硬化治疗后反流增加，但也有研究否认这一发现。食管静脉曲张套扎治疗并不影响食管酸暴露，除非与硬化治疗联用。硬化治疗后或症状复发时建议使用至少一周的抗反流治疗。肝硬化患者还需考虑药物代谢动力学的特殊性：代偿期肝硬化的患者服用雷尼替丁和法莫替丁后药代动力学无明显改变，但失代偿期肝硬化患者服用雷尼替丁后血药水平大大提高。PPI 是肝硬化患者的治疗首选。由于清除速率慢，肝硬化患者所有 PPI 的血药水平均比正常人高，但副作用无增加。

七、淀粉样变

病理活检显示系统性淀粉样变的病例 70%～100% 累及消化道，这些患者 30%～60% 合并胃肠道症状。食管受损常见，主要表现为吞咽困难和 GERD。Rubinow 等研究了 30 名淀粉样变的患者，结果示 14 名（46%）患者 LES 静息压低下，其中 12 名患者有烧心症状，9 名出现食管体部动力障碍。

家族性淀粉样变患者食管测压出现严重的食管动力异常、LES 压力下降、收缩幅度减低或出现同步收缩，主要表现为严重多神经病变及胃轻瘫。这些异常提示淀粉样物质可能沉积于食管肌肉和神经丛中。胃轻瘫及胃排空减低在这类患者中常见，可引起 GERD 症状。约 5% 合并食管糜烂，且 3% 存在浅溃疡。这些患者 GERD 的治疗跟其它患者类似，若食管测压和闪烁描记法提示动力障碍及胃轻瘫时需使用促动力药。

八、吸烟

大多数医生认为吸烟加重 GERD 的症状，建议患者戒烟。然而，目前的数据显示吸烟在 GERD 形成中的作用值得争议。Pehl 等对 280 名有症状的 GERD 患者进行 24h 食管 pH 监测，这些患者中 78 名有吸烟史，其中 45 名甚至在监测过程中也在吸烟。研究发现，这三组患者反流参数并无差异。但是 Kadakia 等通过 24h 食管 pH 监测评估 14 名吸烟（有烧心和食管炎）患者的酸反流情况，分别监测他们停止吸烟48小时后及重新吸烟48小时后的酸反流的情况，结果提示吸烟时pH<4的时间百分比从未吸烟时的7.4%增加至11.1%（$P=0.007$），同时还出现反流次数的增多，尤其是白天及直立体位，并且食管清除能力下降。这些患者均表现为白天烧心频率增加，这跟监测时酸反流的情况相符。另一研究也提示吸烟时患者食管远端和近端pH<4的时间延长。

GERD的形成与吸烟的关系可能是多因素作用，吸烟时LES压力下降、咳嗽及深呼吸时反流增加及唾液分泌速率减低及唾液碳酸氢盐成分减少均为可能的机制。

目前香烟中引起食管动力异常及唾液腺分泌减少的物质并不明确，24h食管pH监测发现使用尼古丁皮肤贴片的患者食管异常酸暴露增加。有一食管动力研究提示，使用尼古丁贴片的过程中LES压力下降30%，但未见松弛或蠕动异常。因此，吸烟是GERD的一个危险因素，GERD的治疗中改善生活方式需包括戒烟。

九、高分泌状态

1. 卓-艾综合征（Zollinger-Ellison syndrom，ZES）　ZES的研究提示GERD相关发病率约3%。有研究对合并GERD症状的ZES患者行内镜检查，32名GERD中内镜检查的阳性率约30%。Miller等对122名ZES患者进行GERD症状的问卷及内镜检查，约61%有GERD症状或内镜异常（1级46%；2级13%；3级41%）；食管炎患者中约17%合并Barrett食管，约8%合并食管溃疡。ZES患者GERD主要发病机制是胃酸过量分泌。有研究指出ZES中GERD的发病率相对较低是由于高胃泌素浓度导致LES压力升高。然而，最近的一些研究却未能证实高胃泌素浓度与LES压力之间有关联。Strader等发现正常对照者和ZES患者间食管动力模式类似。ZES患者另外一个可能的防御机制是唾液及胃液中存在表皮生长因子。表皮生长因子在维持食管和胃黏膜的完整性方面起了一定的作用；ZES患者唾液和胃表皮生长因子水平增高，从而增加了食管黏膜对反流的保护作用。

2. 系统性肥大细胞增多症　高酸分泌是胃食管反流病的可能机制之一，文献曾报道一系统性肥大细胞增多症合并GERD的病例。治疗主要使用H_1和H_2受体拮抗剂，这两种药物抑制组胺介导的胃酸分泌，同时还抑制了组胺的系统作用。

3. 短肠综合征　小肠大部分切除后由于失去了小肠分泌的抑制性多肽，导致胃泌素水平的升高。这种高胃泌素血症可能引起胃酸的过度分泌及类似ZES的严重消化性溃疡。Tang等报道一例短肠综合征患者因胃和食管溃疡反复出血，这名患者先行静脉雷尼替丁治疗，疗效不佳，使用泮托拉唑静脉治疗后症状缓解。

4. 幽门螺杆菌（Hp）　根治Hp是胃和十二指肠溃疡的治疗策略，对溃疡复发及胃癌的发生有预防作用。但GERD治疗中根治Hp的作用却存在争议。日本的病例对照研究显示GERD患者Hp感染的阳性率低，提示根治Hp是防止反流的保护因素。Labenz等首次报道十二指肠溃疡的患者根治Hp后容易并发GERD，但其它研究未能证实上述结论。最近发表的一个多中心随机前瞻性研究纳入了1421名十二指肠和胃溃疡的患者，其中十二指肠溃疡的患者根治Hp后GERD的症状随之也得以缓解，但胃溃疡患者根治Hp后GERD症状却无缓解；进一步分析显示基线时烧心程度和溃疡是否复发是预测根治Hp后是否出现GERD的两个独立危险因素。

Hp感染加重GERD的可能机制包括：Hp释放使LES松弛的细胞因子、前列腺素及一氧化氮；迷走神经的致敏导致瞬间LES松弛阈值的减低；胃窦为主的胃炎中胃泌素分泌增加，继而引起高酸分泌；胃炎导致胃排空延迟；细菌所释放的细胞因子对食管黏膜的直接损伤。

Hp感染作为GERD的保护性因素则可能有以下原因：释放抑制胃酸分泌的抑制剂（主要在胃体性胃炎中）；分泌中和胃酸的氨；低酸分泌导致萎缩性胃炎；高胃泌素血症导致LES压力增高（胃窦性胃炎）。

十、小结

综上所述，系统性疾病可能影响正常防止反流的屏障或加重原有的GERD：硬皮病可能累及消化道，特别是食管，这些患者可能合并胃食管反流症状，最终导致食管炎、Barrett食管和食管狭窄；一些结缔组织病患者有胃肠道和食管症状，但大多数与GERD无明显关联；糖尿病患者中胃肠道症状和动力障碍常见，约半数DM患者合并胃轻瘫，后者可表现为GERD的症状，需与GERD鉴别；肥胖与GERD的关系目前结论不一，但肥胖可能是GERD发病率增高的因素；妊娠妇女经常合并GERD症状，且容易在妊娠晚期加重；肝硬化患者中胃食管反流常见，可能跟食管动力减低有关；淀粉样变患者食管异常主要表现为吞咽困难和GERD；尽管研究结果有争议，但普遍认为吸烟加重GERD；仅小部分ZES患者合并GERD；唾液及胃液中表皮生长因子分泌的增加可能是反流的保护因素；Hp感染及根治Hp对GERD的影响仍有争议，Hp对反流可能有保护作用。

（中山大学附属第一医院消化内科　郑娟、胡品津）

参考文献

1. Rose S, Young MA, Reynolds JC：Gastrointestinal manifestations of scleroderma. Gastroenterol Clin North Am ,1998,27:563-594
2. Kim DD, Ryan JC. Gastrointestinal manifestations of systemic diseases. In Sleisenger & Fordtran's, Gastrointestinal and Liver Disease: Pathophysiology/Diagnosis/Management, 7th ed. Philadelphia：WB Saunders,2002. 507-537
3. Weston S, Thumshirn M, Wiste J, et al: Clinical and gastrointestinal motility features in systemic sclerosis and related disorders. Am J Gastroenterol ,1998, 93:1085-1089
4. Marshall JB, Kretchmar JM, Gerhardt DC.et al: Gastrointestinal manifestations of mixed connective tissue disease. Gastroenterology,1990, 98:1232-1238
5. Kjellen G, Fransson SG, Lindstrom F, et al.Esophageal function, radiography, and dyspepsia in Sjogren's Syndrome. Dig Dis Sci,1986,31:225-229
6. Lapadula G, Muolo P, Semeraro F, et al．Esophageal motility disorders in rheumatic diseases: A review of 150 patients. Clin Exp Rheumatol,1994,12:515-521
7. Lluch I, Ascaso JF, Mora G, et al. Gastroesophageal reflux in diabetes mellitus. Am J Gastroenterol,1999,94:919-924
8. Parkman HP, Chwartz SS，Esophagitis and gastroduodenal disorders associated with disbetic

gastroparesis. Arch Intern Med, 1987,147:1477-1480

9. Barak N, Ehrenpreis ED,Harrison JR, et al. Gastro-esophageal reflux disease in obesity: Pathophysiological and therapeutical considerations. Obes Rev ,2002,3:9-15

10. Katz PO, Castell DO: Gastroesophageal reflux disease during pregnancy.Gastroenterol Clini North Am,1998,27: 153-167

11. Fass R, Landau O, Kovacs TO, et al. Esophageal motility abnormalities in cirrhotic patients before and after endoscopic variceal treatment. Am J Gastroenterol, 1997,92:941-946

12. Ahmed AM, al Karawi MA, Shariq S, et al. Frequency of gastroesophageal reflux in patients with liver cirrhosis. Hepatogastroenterology ,1993, 40: 478-480

13. Friedman S, Janowitz HD. Systemic amyloidosis and the gastrointestinal tract. Gastroenterol Clin North Am ,1998,27:595-614

14. Kadakia SC, Kikendall HW, Maydonovitch C, et al. Effect of cigarette smoking ofn gastroesophageal reflux measured by 24-h ambulatory esophageal pH monitoring. Am H Gastroenterol ,1995,90:1785-1790

15. Pandolfina JE, Kahrilas PJ. Smoking and gastro-oesophageal reflux disease. Eur J Gastroenterol Hepatol ,2000, 12:837-842

16. Pisegna JR:Zollinger Ellison syndrome and other hypersecretory states. In Sleisenger & Fordtran's Gastrointestinal and Liver Disease: Pathophysiology/Diagnosis/Management. Philadelphia: W.B.Saunders, 2002, 782-796

17. Tang SJ, Nieto JM, Jensen D, et al. The novel use of an introveneous proton pump inhibitor in a patient with short bowel syndrome: Case report and literature review. J Clin Gastroenterol , 2002,34: 62-63

18. Schweizer W, Thumshirn M,Dent J, et al. Helicobacter pylori and symptomatic relapse of gastro-oesophageal reflux diseases: A randomized controlled trial. Lancet ,2001,357:1738-1742

19. Malfertheiner P, Dent J, Zeijlon I, et al. Impact of Helicobacter pylori eracdication on heartburn in patients with gastric or duodenal ulcer disease results from a randomized trial program. Aliment Pharmacol Ther ,2002,16:1431-1442

20. Labenz J, Malfertheiner P. Helicobacter pylori in gastro-oesophageal reflux disease:causal agent, independent or protective factor? Gut ,1997, 4:277-280

21. Body-mass index and symptoms of gastroesophageal reflux in women. Jacobson BC, Somers SC, Fuchs CS et al. N Engl J Med , 2006, 354(22):2340-8

22. Body mass index and gastroesophageal reflux disease: a systematic review and meta-analysis. Corley DA, Kubo A. Am J Gastroenterol, 101(11):2619-2628

第十三章 胃食管反流病的内镜治疗

胃食管反流病（GERD）的治疗是多方面或综合性的，包括改变生活方式、指导病人治疗、抑酸治疗、促动力药物治疗、维持治疗以及外科和内镜治疗等。本章节讲述GERD的内镜治疗。

为控制胃食管反流而发展的一些内镜下治疗技术基本上可分成三类：食管下端射频治疗、内镜下腔内缝合术和经内镜食管下括约肌（LES）区域注射特殊的物质。

一、内镜下射频治疗

该方法主要应用的是美国Curon公司生产的内镜下射频治疗装置，即Stretta装置。该装置于2000年得到美国FDA的批准应用于临床。通过温度控制，把射频送至胃食管连接处而发挥作用。这种装置治疗的原理不十分清楚，可能是经过射频处理损伤后，LES区域形成瘢痕及神经破坏，形成的瘢痕会促使胶原沉积，可以"紧缩"LES区域，从而增加LES抗反流屏障功能。

Stretta射频治疗GRED的良好设计的研究报道不多。一组64例GERD患者随机分为两组，一组35例患者进行Stretta射频治疗，另外一组29例作为对照组，不予射频治疗。在6个月时，治疗组与对照组相比，患者的烧心症状、生活质量SF-36评分等均得到明显改善，但是在酸暴露时间方面，两者没有明显区别[1]。另一项多中心研究中[2]，118例GERD患者接受射频治疗，其中94例患者随访12个月，其烧心积分、GERD评分、满意度、心理SF-36和生理SF-36评分均有明显改善；对于PPI的需求从治疗前的88.1%下降到30%；食管酸暴露时间明显得到改善，从10.2%下降到6.4%（$P = 0.0001$），提示内镜下射频治疗在短期内具有一定疗效。但该治疗方法尚缺乏长期大样本的疗效评估证据。

二、内镜下腔内折叠术

概括起来内镜下腔内缝合治疗装置有三种：BARD公司的EndoCinch缝合装置、Wilson-Cook公司的Sew-Right缝合装置（ESD）以及Ndo公司生产的Plicator全层折叠器。1986年Swain P首先描述了内镜下的缝合装置治疗GERD。2000年美国FDA首先批准了EndoCinch与Sew-Right缝合装置在临床应用。我国食品药物监督管理局于2001年批准EndoCinch在中国使用。美国Ndo公司生产的全层缝合装置于2003年通过美国FDA批准应用。

（一）EndoCinch缝合治疗法

2001年一项64例患者的多中心研究报告[3]，治疗后平均6个月时，症状评分、烧心严重程度及发作频率都得到了明显改善，分别在3个月和6个月时24小时pH监测pH小于4，具有统计学意义。在一项为期两年的开放实验中，25%经缝合治疗的患者停用药物，但是有46.9%需要继续使用药物或是寻求外科治疗[4]。2006年美国DDW会上报道了一项随机对照研究[5]，60例GERD患者被随机分为手术组、假手术组及观察组；共32例完成了随访，在3、6、9、12个月时，其PPI的使用分别下降到33%、37%、38%和41%，烧心和反流症状在第12个月随访时明显减少，食管酸暴露时间在3个月时由9.1%下降到7.2%，但是酸暴露时间两者无明显差别。

杨云生等于2001年11月至2002年8月（一期）单独应用EndoCinch缝合法治疗GERD[6]。2002年9月后（二期），根据前期的有效率较低、结果不满意，自行设计了EndoCinch缝合结合射频处理缝合处黏膜表面治疗胃食管反流病，治疗后第1年获得随访43例，完全缓解25例(58%)，症状偶尔发作服用抑酸剂10例(23%)，症状减轻仍服用抑酸剂或服用抑酸剂减少4例(9%)，无效4例(9%)，总有效率约90%；第2年获得随访39例，完全缓解17例(43.6%)，症状偶尔发作服用抑酸剂10例(25.6%)，症状减轻仍服用抑酸剂或服用抑酸剂减少8例(20.5%)，无效4例(10.2%)，总有效率仍约90%；第3年获得随访43例，完全缓解13例(27.9%)，症状偶尔发作服用抑酸剂10例(23.3%)，症状减轻仍服用抑酸剂或服用抑酸剂减少13例(27.9%)，无效9例(20.9%)，总有效率约79%。第四年疗效随访，共随访到18例，鉴于例数少，将两个时期的病例进行了综合分析，结果为完全缓解11.1%(2/18)，症状偶尔发作服用抑酸剂16.7%(3/18)，症状减轻仍服用抑酸剂或服用抑酸剂减少为38.9%(7/18)，无效33.3%(6/42)，总有效率约76%；其中1例无效行胸腔镜下治疗，1例行外科开胸手术治疗。我们的结果显示，内镜下缝合结合射频治疗胃食管反流病疗效更显著。

关于内镜下缝合治疗的长期疗效，根据目前的研究报道不够理想，并且显示随着时间的延长疗效降低。该方法的手术指征仍处于研究总结之中，不同的术者总结有不同结论，但一般认为病人的选择和术前评估对疗效具有影响，术者的经验和技术水平也是重要的影响因素。我们的经验是首先肯定病人具有病理性的胃食管反流，或典型的反流症状并且药物治疗效果明显，反流不是由明显的胃肠运动障碍引起、而主要与食管下裂口松弛有关的胃食管反流病患者，内镜下缝合治疗常预示效果良好。

结合多数的研究报告，目前该方法主要用于临床试验，或对于一些病情严重要求进行该方法治疗的患者可应用该方法进行治疗。

对于内镜下缝合治疗的手术风险，基本认为该方法治疗胃食管反流病是一项创伤小、安全性较高的操作，严重并发症很少，穿孔、大出血、呼吸困难等仅有个案报道，发生率不到1%，通过认真做好术前准备和评估，一些严重并发症可以避免。另外，手术的缝线可内镜下拆除，这是其独到的优点，不会造成因缝线的存在引起长期担心或后继的其它问题。

（二）Sew-Right法

该项技术的报道不多，Schilling等[7]报道虽然在缝合过程中可以看到很好的缝合点，但是远期的效果不好，20个患者进行了1~3针的缝合，但是3个月后，只可以看到大约12%的缝合点，认为不能保证缝合都在固有肌层可能是失败的主要原因。Schiefke I等[8]在另外一项研究中指出，对于在经过EndoCinch装置治疗7.5个月后失败的一组患者，再次使用Sew-Right装置进行大约3个点的缝合治疗，结果依然不满意，在治疗后6个月随访时，20例患者，其中只有一例可见到完整的缝合点。

（三）Ndo法

是应用一种称为plicator的缝合装置在胃底进行腔内折叠的治疗，该方法可将胃壁全层缝合，因此又称为全层缝合法。该技术在设计上较为合理，但几年来关于它的研究及疗效报道很少。Pleskow D[9]等在一项开放性研究中，64例需要抑酸药物治疗的GERD患者接受了一针全层缝合，在治疗后第12个月57例患者完成随访，其中70%（40例）完全不再需要PPI制剂，虽然比6个月时停用PPI药物的患者要少；另外，GERD健康相关生活质量（GERD-HRQL）评分也明显好转，由刚停药时的19改善为7，效果显著。该技术最常见的不良反应是一过性的喉痛（41%）及腹痛（20%），不经处理均自行好转。2006年DDW会议上有一项报道[10]，在一个随机、单盲、前瞻性的多中心研究，78例患者进行缝合治疗，另外81例进行假手术作为对照。术后3个月随访时，GERD-HRQL评分得到50%以上改善，手术组比假手术对照组明显升高（63%比20%，$P < 0.001$），PPI停用在手术组比假手术组明显高（57%比26%，$P < 0.001$），在6个月时中期分析，这种趋势继续存在。该方法的问题依然是长期效果尚不清楚。

三、内镜下注射治疗法

该方法的原理是在胃食管连接处注射某一种物质，增强抗反流的"屏障"作用，达到治疗目的。美国Boston公司生产的Enteryx在2003年得到美国FDA的批准试用于GERD治疗，许多报道认为该方法能控制GERD症状，减少PPI类药物的使用等[11, 12]，但2005年9月23日Boston公司因该物质的不安全性收回其所有产品[13]，随后美国FDA于同年10月发布禁止继续在人体使用的通告。Enteryx在人体注射最严重的并发症是误入主动脉引起死亡，其它包括引起纵隔炎、肺炎以及出血等。其它注射治疗GERD的方法包括Gatekeeper抗反流修复系统。该装置于2003年在欧洲得到批准应用，在美国尚未得到FDA的批准。Fockens P等[14]报道一组多中心研究，68例患者接受了该治疗，在治疗后1、3、6个月时接受食管测压、24h食管pH监测、内镜检查及症状评分。在1和6个月时，分别有80.4%和70.4%的假体还存在，6个月时，生活质量改善，LES中位压力从8.8mmHg上升到13.8mmHg，结果有统计学意义。GERD-HRQL评分也得到很好改善。另外还有使用Plexiglas（聚甲基丙烯酸甲酯）在黏膜下注射治疗GERD，Feretis C等[15]报道10例GERD患者接受注射治疗，平均随访7.2个月，GERD相关症状得到明显改善，24h食管pH监测分值由24.5下降到7.2，90%的患者在6个月随访时完全停用PPI，在短期随访中认为该操作是安全的，但没有长期大样本的研究结果。

以上对内镜治疗GERD的方法进行了回顾。内镜治疗GERD多数是在近5年左右开展的，由于时间短，开展高质量的研究还很少，还没有长期疗效的观察，肯定或否定内镜治疗均没有充分的依据。通过现有的研究，在疗效上初步显示内镜治疗近期效果较高，可达80%以上，但随着时间的延长，疗效渐降低。总体上药物治疗效果好的患者，外科及内镜治疗效果也好，反之也然。

目前对于内镜治疗GERD总体的评价是有很多问题待解决，例如疗效的持久性、安全性等。迄今为止，几种内镜下治疗方法均没有明确和一致肯定的适应证，比较一致的意见是GERD诊断明确、对PPI治疗反应良好的患者并取得良好的知情同意，则可进行内镜下治疗。但展望该类技术是一类新技术，较外科手术具有创伤小、方便操作等优点，具有研究发展的前景，因此其在GERD治疗中的地位值得继续探索和总结。

（解放军总医院消化科　杨云生、郭旭、孙刚）

参考文献

1. Corley DA, Katz P, Wo J, et al. Improvement of gastroesophageal reflux symptoms after radiofrequency energy: a randomized, sham-controlled trial. Gastroenterology，2003,125(3): 668-676

2. Tridafilopoulos G, DiBaise JK, Nostrant TT, et al. The Stretta procedure for the treatment of GERD: 6 and 12 month follow-up of the U.S. open label trial. Gastrointest Endosc，2002,55: 149-156

3. Fillpi CJ, Lehman CA, Rothstein RI, et al. Transoral, flexible endoscopic suturing for treatment of GERD: a multicenter trial. Gastrointest Endosc，2001, 53（4）:416-422

4. Rothstein RI, Filipi CJ . Endoscopic suturing for gastroesophageal reflux disease: clinical outcome with the Bard EndoCinch. Gastrointest Endosc Clin N Am，2003, 13(1):89-101

5. Matthijis P Schwartz, Hiske Wellink, Melvin Samsom et al. One-year follow-up after a randomized, sham-controlled trial of endoscopic gastroplication for the treatment of gastroesophageal reflux disease. 2006 DDW

6. 杨云生，令狐恩强，孙刚等. 胃镜下腔内折叠术治疗胃食管反流病的研究.中华消化内镜杂志，2002, 19（5）：265-267

7. Schilling D,Kiesslich R, Galle PR et al. Endoluminal therapy of GERD with a new endoscopic suturing device. Gastrointest Endosc, 2005, 62(1):37-43

8. Schiefke I, Neumann S, Zabel-Langhennig A, et al. Use of an endoscopic suturing device (the "ESD") to treat patients with gastroesophageal reflux disease, after unsuccessful EndoCinch endoluminal gastroplication: another failure. Endoscopy，2005,37(8): 700-705

9. Pleskow D, Rothstein R, Lo S et al. Endoscopic full-thickness placation for the treatment of GERD: 12-month follow-up for the North American open-label trial. Gastrointest Endosc，2005, 61:643-649

10. Rothstein RI, Filipi CJ, Caca K，et al. Endoscopic full-thickness plication for GERD: 3mnth follow-up and 6 month interim analysis in a randomized, sham-controlled trial. 2006, DDW

11. Johnson DA, Ganz R, Aisenberg J, et al. Endoscopic, deep mural implantation of Enteryx for the treatment of GERD:6 month follow-up of a multicenter trial. Am J Gastroenterol, 2003, 98: 250-258

12. Johnson DA, Ganz R, Aisenberg J, et al. Endoscopic implantation of Enteryx for treatment of GERD: 12-month results of a prospective , multicenter. Am J Gastroenterol, 2003, 98:1921-1930

13. Scientific B. Boston Scientific Recalls ENTERYX Products 2005 http://www.bostonscientific.com/patiented/PEprocedure Overview.jsp?

14. Fockens P, Bruno MJ, Gabbrielli a et al. Endoscopic augmentation of the lower esophageal sphincter for the treatment of gastroesophageal reflux disease: multicenter study of the Gatekeeper Reflux Repair System. Endoscopy, 2004, 36(8):682-689

15. Feretis C, Benakis P, Dimopoulos C et al. Endoscopic implantation of Plexiglas(PMMA) microspheres for the treatment of gerd. Gastrointest endosc, 2001, 53:423-426

第十四章 胃食管反流病的外科治疗

胃食管反流病(GERD)是一种常见的胃肠动力障碍性疾病。动力异常主要表现为下食管括约肌(LES)压力过低、过多的短暂性下食管括约肌松弛、食管体部收缩幅度下降和胃排空延迟。非动力因素有黏膜抵抗力下降及胃酸和胆盐的刺激等。

胃食管反流病的外科治疗包括开放式手术治疗、内镜治疗、腹腔镜手术治疗。目前，腹腔镜手术已成为治疗胃食管反流病的金标准，故本章着重介绍胃食管反流病的腹腔镜手术治疗。

一、胃食管反流病外科治疗的发展史

1936年Ronald Nissen为1例重度食管炎合并溃疡穿孔的病人做了远端食管切除和食管胃吻合术，并用胃底对吻合口做了包绕，当他16年后再为该病人做内镜检查时发现没有任何食管炎的征象。1955年他用这一技术治疗GERD，在远端食管做一360°6cm的胃底折叠。从此以后，这种做一脐状瓣、进而在食管胃结合部产生一个高压区的方法，成为了治疗GRRD的主要手术方式。其后不少作者对经典的Nissen手术进行了不同的改进，以减少胃底折叠术后的吞咽困难、腹胀等并发症。Rossetti手术是用胃底的前壁而非胃底前后壁形成对食管的宽度仅为2cm的360°折叠。部分胃底折叠术有Toupet的270°，以及Belsey- Mark Ⅳ的240°胃底折叠。而短食管病人则可以先做Collis胃成形术延长食管，然后再做胃底折叠。对于不同程度的食管裂孔疝，以及由于不同原因引起的胃扭转，在进行相应的复位、修补后也需要进行胃底折叠。

自腹腔镜Nissen手术于1991年完成以来，腹腔镜胃底折叠术即以其创伤小、恢复快、并发症少、美容效果好而逐渐为大家接受。已有不少学者将腹腔镜胃底折叠术称为GERD的"金"手术。

二、临床诊断

①症状：胃酸反流可引起烧心感、胸骨后／下烧灼性疼痛，有时类似心绞痛样胸痛；②X线检查：钡餐造影是诊断反流及裂孔疝的主要方法，但GERD的症状易与消化性溃疡混淆，在一般钡餐检查时未将检查有无反流作为常规，故易被误诊；③内镜检查：约50%的GERD患者在内镜下有食管炎改变，可诊断为GERD，但仅1/3的患者内镜下有明显食管炎；④食管测压及pH监测：测定食管下端LES压力及pH，判断食管功能及反流引起的其它异常，24h食管pH监测能对胃食管反流做出定量分析，其敏感性及特异性高，被称为诊断GERD的"金标准"。

三、手术适应证

①需长期用药维持，且用药后症状仍然严重者；②内科治疗停药后很快出现症状且反复

发作者；③出现严重并发症，如出血、穿孔、狭窄等，经药物或内镜治疗无效者；④经久不愈的 Barrett 溃疡及出血，特别是合并重度不典型增生者；⑤严重的胃食管反流而不愿终生服药者；⑥仅对大剂量质子泵抑制剂起效的年轻患者；⑦过去抗反流手术失败者。

四、手术禁忌证

①不能耐受全麻；②难以控制的凝血性疾病；③严重的慢性阻塞性肺疾病。

五、胃食管反流病开放式手术[1, 2]

1．全胃底折叠术　包括 Rudolph Nissen 于 1956 年首创的传统 Nissen 胃底折叠术和改良 Nissen 手术。传统术式术后有较多的机械性并发症，如包绕部分滑脱、缝合裂开、胃胀气和呕吐等。Donahue 和 Demeester 等先后将折叠缝合改为 2.0cm 或更短，且包绕缝合更松弛，称为短松 Nissen 手术。目前为止，该术式应用较为广泛，尤其适用于术前测压证明食管运动功能正常者。

2．部分胃底折叠术　并发症较少的有食管左、后、右壁 270°胃底折叠术——Toupet 手术。该术式最早用于贲门肌层切开术后以加强贲门部的关闭能力，以后广泛用于 GERD 治疗。有文献认为该手术的良好疗效若能得到进一步巩固和证实，将有可能成为首选的抗反流手术。前壁 180°胃底折叠术由 Dor 倡用，只用于配合 Heller 手术，一般不单独使用。Gallone 手术也与 Heller 手术并用，有较好的抗反流作用。Belsey Mark Ⅳ手术也是一种疗效好、长期疗效佳、应用较广泛的术式，有人将此术式应用于肥胖或裂孔疝较大的患者。

3．贲门固定术　有 Hill 手术和 Angelchik 手术等。前者操作难度大，较复杂，应用较少；后者术后并发症太多，约 25%的患者需把硅胶制成的成形物取出。

六、胃食管反流病的内镜治疗[3]

1．放置胶原物质抑制胃食管反流　通过食管镜将组织相容性胶原物质注射于食管下端的黏膜下层，使其皱褶靠近，减少胃食管反流的频率。注射物质为牛皮胶原物质，术前需行过敏试验。插入内镜后，注入胶原物质，使局部形成一圆形隆起。间歇 2～4 周重复注射至症状控制。

2．扩张治疗　严重食管狭窄者可进行内镜下扩张治疗。

七、胃食管反流病的腹腔镜手术治疗[4, 5]

胃食管反流病的腹腔镜手术主要有胃底 360°折叠的 Nissen 术和胃底 270°折叠的 Toupet 术。一般首选 Nissen 胃底折叠术，它是治疗 GERD 的金标准。对食管测压结果显示食管运动较差的患者选择 Toupet 胃底折叠术。

1．术前准备　在全麻诱导后，患者取仰卧、双下肢外展位，膝盖和踝部应保持伸展自如。这样的体位既可以减少发生深静脉血栓的危险性，也方便于术者在患者两腿之间操作，更符合人体工程学的要求。适时放置鼻胃管、Foley 尿管、加压充气靴。通常不需要预防性使用抗生素。

2．手术戳孔的建立 用 Veress 气腹针在脐缘穿刺建立 CO_2 气腹并维持 15mmHg 的腹压。如果禁忌使用 Veress 气腹针，可用 Hasson 套管。在剑突下15cm、脐左侧、腹壁下动脉内侧置入一10mm套管并以高清晰度三晶片摄像头的45°角腹腔镜入腹探查。将患者置于陡的反截石体位，根据肝的大小及位置选择置入套管的理想位置。所有套管的大小取决于操作所用的器械。一般在距离剑突10cm的左肋缘下置入一个10mm套管，在距剑突下15cm右肋缘下根据所使用的肝牵开器粗细置入一个5mm或10mm的套管。在距剑突10cm的右肋缘紧靠肝下缘置入另一个5mm套管。第五个套管置于距离剑突20cm的左肋缘下，偶尔使用第六个套管置于剑突下以辅助牵拉肝或置于左季肋部辅助牵拉网膜脂肪，暴露小网膜囊的出血点（图14-1）。

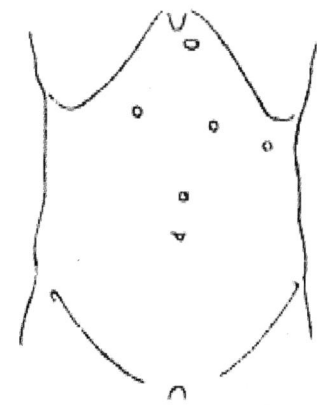

图14-1 腹腔镜Nissen手术穿刺孔位置

3．手术步骤 ①充分游离食管的侧壁及后壁，注意不要损伤迷走神经。②充分游离胃底，夹闭并切断胃短动、静脉，注意避免出血。③用引流条提起食管，在其下方修补食管裂孔（图14-2）。食管裂孔患者复位疝内容物，去掉腹膜囊后，再闭合裂孔。食管与最上第一针缝线间应有1.0cm的间隙，以保证食管有充分的通畅性。④建立食管下端抗反流活瓣（图14-3～14-4）。胃底自食管后方向前360°反折完成Nissen胃底折叠术，胃底自食管后方向前270°反折完成Toupet胃底折叠术（图14-5）。牢固固定反折胃，防止术后滑动。⑤冲洗腹腔，检查有无其它器官损伤或活动性出血，退出各鞘并放置引流。

4．术后处理 术后即可拔除Foley导尿管，苏醒后可于手术当天开始进清淡流质饮食，手术次日即可进软食。患者通常会在术后第2天出院，偶尔也有术后第一天出院者。术后3周都应进软质食物以使胃食管连接部的水肿得到消退。患者康复后即可返回工作岗位。

5．手术并发症及处理 术中推拉或用力过大，尤其是当使用器械不当时会损伤胃。小的浆膜撕裂可不用处理。深度撕裂应在腹腔镜下缝合。可用网膜修复胃部损伤。折叠术本身就可修复食管的损伤。当修复比较大的食管裂孔时，需解剖纵隔，容易造成气胸。用呼气末正压(positive end expiratory pressure，PEEP)治疗是比较好的方法。PEEP可减小腹部与胸膜腔间的压力梯度，当梯度被减小或被逆转时，气体就离开胸腔。最常见的术后并发症是吞咽困难。术后短期内出现的吞咽困难通常是由于手术位置的膨胀所致，几周内可消失。对于患者术后的吞咽困难，建议服软食或流食至术后一个月。对于术后仍有持续性吞咽困难的患者，行吞钡实验。对术后吞咽困难并且没有折叠损伤、胃底折叠术后滑动、食管周围疝形成的患者行内镜下食管扩张。有上述证据的，需再次行手术治疗。

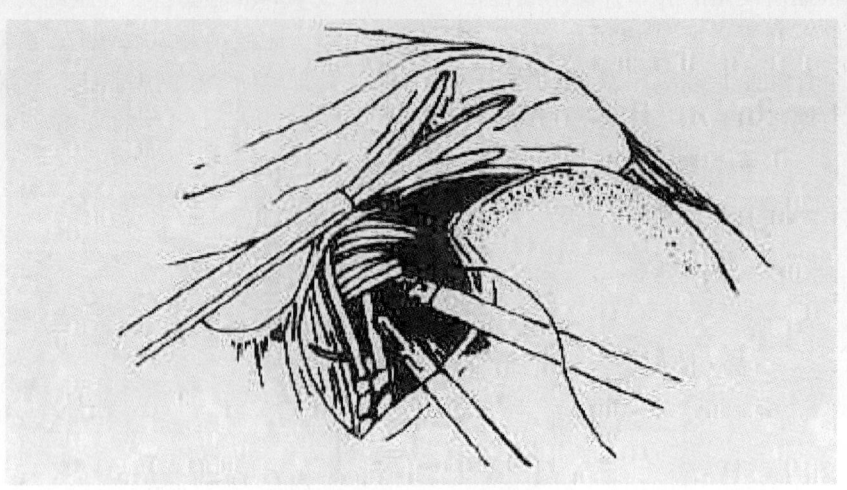

图 14-2 修补食管裂孔

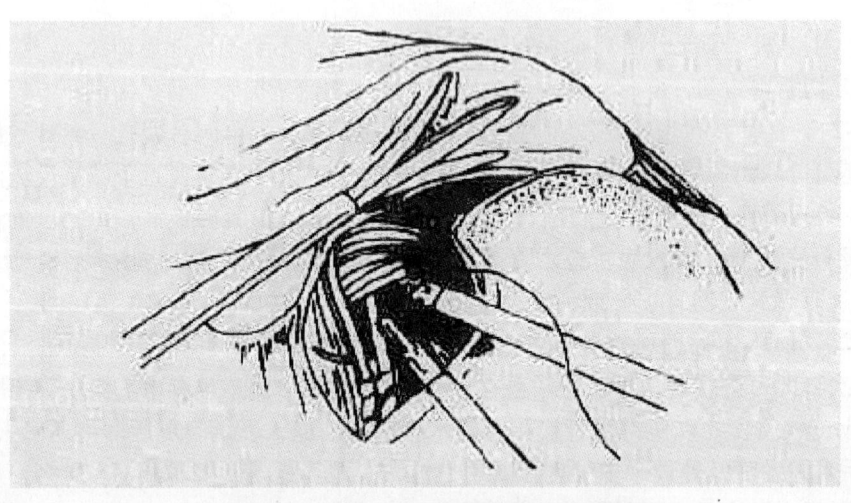

图 14-3 胃底 360° 折叠建立抗反流活瓣

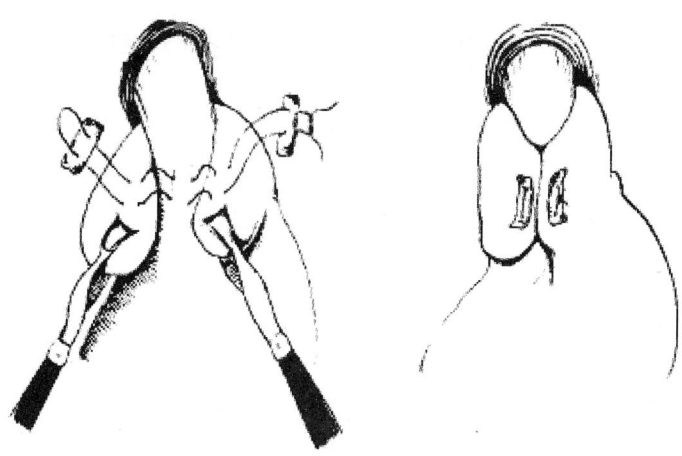

图 14-4　腹腔镜 Nissen 手术胃底折叠的缝合方法及缝合后的效果

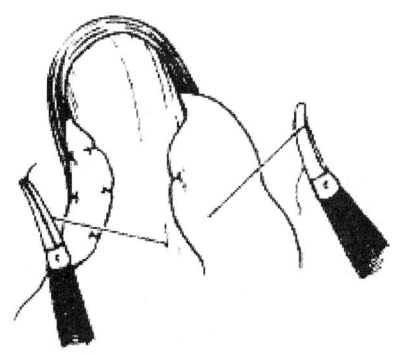

图 14-5　Toupet 胃底折叠术

(天津市微创外科中心　秦鸣放)

参考文献

1. 秦成坤，张启华．胃食管反流病的外科治疗．山东医药 2002,42(13):57-58
2. 姚培炎．胃食管反流病的诊断与外科治疗．Shanghai Med J 2003,26(5):366
3. 张逊．胃食管反流病外科治疗的进展．中华医学杂志 2005,85(22):1582-1584
4. 秦明放，杨慧琪，王庆等．腹腔镜胃底折叠术治疗胃食管反流性疾病临床分析．中国微创外科杂志 2002,10(2):45-47
5. 秦明放，杨慧琪，王庆等．腹腔镜胃底折叠术治疗胃食管反流性疾病．中华消化内镜杂志．2004,8(21):235-237

第十五章 胃食管反流病的诊断方法与图例

第一节 胃镜

一、胃镜检查在GERD诊断中应用的目的

上消化道内镜诊断检查能帮助确定有无反流引起的糜烂性食管炎（EE，有远端食管黏膜的破损），有助于确定那些临床拟诊患者是EE或是非糜烂性反流病（NERD）。正确辨认食管胃连接部（EGJ）、齿状线及食管裂孔水平及其相互关系十分重要。内镜下怀疑BE时结合病理活检可帮助确定是否有Barrett食管（BE，详见有关章节）。还可帮助确定有无其它合并症和并发症，如食管裂孔疝、食管炎性狭窄以及食管癌。因而，内镜检查和／或结合病理是诊断以上几种情况的金标准。

内镜下还能观察到有无反流性食管炎的继发病因，如球部溃疡合并幽门梗阻。内镜检查也用于评判治疗疗效。约不到1/3的GERD患者在内镜下显示糜烂性食管炎。因而，对于内镜检查不显示有糜烂性食管炎的患者，需进一步检查。

内镜下显示的反流性食管炎实际上是反流导致食管黏膜损伤的后果。内镜检查能确定其严重程度及病变范围。对反流性食管炎内镜下分类，国内外有不同的诊断标准。目前多采用洛杉矶分级标准。洛杉矶分级为A～D四分级[16]。A级：食管黏膜有一个或几个长度＜5mm的黏膜损伤；B级：至少1处长度＞5mm的黏膜损伤，但不融合；C级：至少1处有2条黏膜损伤互相融合，但未及环周的75%；D级：病变融合，达到或超过75%的环周范围。

二、胃镜照片

彩图15-1～15-12分别为以下内容：食管贲门正常解剖结构（彩图15-1）、反流性食管炎LA-A级（彩图15-2）、反流性食管炎LA-B级（彩图15-3）、反流性食管炎LA-C级（彩图15-4）、反流性食管炎LA-D级（图15-5）、反流性食管炎LA-D级合并食管溃疡（彩图15-6）、反流性食管炎LA-D级合并食管狭窄（彩图15-7）、贲门松弛：轻—中度（彩图15-8）、贲门松弛：重度（彩图15-9）、Barrett食管（岛状）（彩图15-10）、Barrett食管（环周型伴食管裂孔疝）（彩图15-11）、Barrett食管（舌型）（彩图15-12）。

（北京大学第三医院消化科　薛艳、周丽雅）

第二节 X线

一、基本概念

胃食管反流：是胃食管反流病的直接X征象，透视下见胃内钡剂向食管反流。食管下

段痉挛收缩，管腔有不同程度狭窄，后期管腔狭窄较为明显，狭窄端与正常食管逐渐移行（彩图15-13）。

黏膜皱襞粗糙不平，以下段较为明显（彩图15-14、彩图15-15）。

可合并食管下段浅龛影（彩图15-16）。

可合并食管裂孔疝。

二、食管裂孔疝的基本X线表现

最直接征象为部分胃不同程度疝入胸腔或纵隔，形成大小不等的疝囊，疝囊内黏膜显示为胃黏膜皱襞。

三、食管裂孔疝的分型及X线表现

短食管型（图15-17）：贲门及邻近的部分胃经食管裂孔进入纵隔或胸腔，贲门口位于膈上。

食管旁型（图15-18）：部分胃经增宽的食管裂孔进入纵隔或胸腔，贲门口仍然位于膈下。

混合型（图15-19）：贲门口位于膈上，疝囊位于食管旁。

四、X线诊断胃食管反流病的优点

(1) 胃肠造影可以直观地显示胃内钡剂向食管的反流。
(2) 可以显示反流病伴随的食管狭窄和溃疡。
(3) 可以除外引起反流的其它疾病，如食管下段及贲门口肿瘤。
(4) 可以直观地显示部分胃在膈上形成的疝囊。

五、X线诊断胃食管反流病的不足之处

(1) 不能显示胃黏膜与食管黏膜交界处（齿状线）的位置。
(2) 不能显示黏膜糜烂等微细结构的变化。

（北京大学第三医院消化科 王爱英）

第三节 24小时食管pH监测

一、发展简史

20世纪50年代中期，玻璃电极的诞生为连续长时间pH监测奠定了基础。20世纪70年代中期，Johnson和DeMeester[1]提出连续24小时胃食管pH监测应作为胃食管反流的最佳方法并将其广泛应用于临床实践。1980年Falor等[2]首次采用移动式食管pH监测系统，然而由于仪器性能的限制，患者只能在一定范围内活动。直到1982年Branichi[3]等应用先进

的无线电控制系统技术和便携式记录仪才真正实现了完全移动式食管pH监测（ambulatory esophageal pH monitoring）。目前该检查已广泛应用于临床。

二、原理及仪器设备

电极对氢离子敏感，可记录胃及食管内pH的变化，并观察其与患者症状之间的关系，以了解是否有胃食管酸反流的存在。

pH电极分为玻璃电极、金属电极和无线遥测电极。玻璃电极最小，直径仅1.6mm，导管应用易弯曲的导线以减少病人的不适感，但价格较贵且容易破碎。金属电极主要是锑电极，单晶优于多晶，具有体积小及可应用皮肤参考电极的特点，但使用寿命短。无线遥测电极由性能稳定的玻璃电极和自身附带的参考电极组成，有防腐蚀、抗污染、高敏感和无线接收等优点，但探头容易掉入胃内并易受无线电的干扰。新近研制的离子敏感场效应电极表现出与玻璃电极相当的线性反应性和漂移程度，对pH突然变化的反应速度更快，小型化使每根导管上可配置6个电极。

三、检测意义

应用便携式pH记录仪，在生理状态下，对患者进行食管24h食管pH连续监测，可提供食管是否存在过度酸反流的客观证据，曾一度公认为诊断胃食管反流病的金标准，尤其在患者症状不典型、无糜烂性食管炎，或虽症状典型但治疗无效时更有诊断意义。后来又研究发现GERD患者pH监测阳性率均不足百分之百。正常食管内pH为5.5~7.0，当pH＜4时认为有酸反流。Kahrilas[4]对食管24h食管pH监测与镜下反流性食管炎对比研究显示其诊断敏感性为77%～100%，特异性为85%～100%，对有反流症状但内镜检查阴性的患者应行此项检查，诊断敏感度60%，特异度85%，但此组患者与正常有重叠。此外，检查阴性结果还可能因为电极位于食管皱褶之间而未能感知反流事件，也可能与患者检查时饮食及活动受限有关。最近研究使用无线电极设备可以克服传统食管电极检查的缺点，Pandolfino等[5]采用一粒维生素胶囊大小电极，利用内镜将其吸附于齿状线上6cm黏膜上，不影响受试者正常活动与睡眠，连续记录48小时，10～14天后胶囊脱离黏膜经肛门排出，结果食管炎患者敏感性100%，NERD患者敏感性60%，特异性85%。另外，随着胆盐检测技术的发展，Bollschweiler等[6]证实一部分胃食管反流病是由于十二指肠内容物反流所致，故难以将单纯胃食管酸反流监测作为金标准。尽管如此，食管pH监测目前仍是监测及评估胃内容物食管反流的重要方法。

食管24h食管pH监测大多数情况下不能反映食管损伤程度，但pH监测是诊断GERD的重要方法。

四、检测方法

（一）术前准备

受试者于检查前停服抑酸药物，质子泵抑制剂（如奥美拉唑）至少停用一周，其它影响胃酸和胃动力药物应停48小时以上，术前6小时禁食水。

（二）操作方法

1. 根据操作手册定标。
2. 经鼻将电极插入胃食管中，应用食管压力测定、pH梯度法和/或放射线透视法定位，将近端pH锑电极置于LES上5cm，用胶布固定。
3. 如需外置参比电极，将参比电极表面涂电极糊后置于锁骨下皮肤表面，并用胶布固定。
4. 嘱患者记好日记，包括进食时间、立卧位时间及症状发生时间等。
5. 24小时后拔出导管，将采集的pH数据传入计算机，用专用软件系统进行处理，分析、打印结果。

（三）注意事项

1. pH电极置于食管的位置必须准确定位。
2. 应用参比电极时，应认真准备局部皮肤（酒精擦拭），确保电极与皮肤密切接触。
3. 为得到正确pH监测结果，应使用新鲜缓冲液定标导管，使用锑电极时必须用特定缓冲液（无磷）。
4. 检查期间禁烟、酒、碳酸饮料及酸性食物。

五、结果分析

目前国际上通常采用的正常值标准是Johnson和DeMeester于1986年制定的标准，观察指标包括24小时酸反流时间百分比、24小时卧位时酸反流时间百分比、24小时立位时酸反流时间百分比、24小时酸反流总次数、24小时酸反流长于5分钟次数、最长酸反流时间；DeMeester积分（见表15-1）。

表15-1 Johnson & DeMeester 动态食管24小时pH监测结果参考值

指标	平均值	正常值
pH＜4总时间百分比	1.5 ± 1.4	＜4.2
立位pH＜4时间百分比	2.3 ± 2.0	＜1.2
卧位pH＜4时间百分比	0.3 ± 0.5	＜6.3
酸反流总次数（次）	20.6 ± 14.8	＜50
酸反流＞5分钟次数（次）	0.6 ± 1.3	＜3
最长反流时间（分）	3.9 ± 2.7	＜9.2
DeMeester积分		＜14.72

根据DeMeester积分将酸反流程度分为轻、中、重度：
轻度：DeMeester积分15～50；
中度：DeMeester积分51～100；
重度：DeMeester积分100以上。

六、反流与症状的关系

实际反流症状的次数占总症状次数的百分比即症状指数。计算公式为：

$$SI = \frac{pH < 4 \text{ 的症状次数}}{\text{总症状次数}} \times 100\%$$

症状指数≥50%即有临床意义。

七、pH 监测图像

pH 监测图像见图 15-20 ~ 15-23。

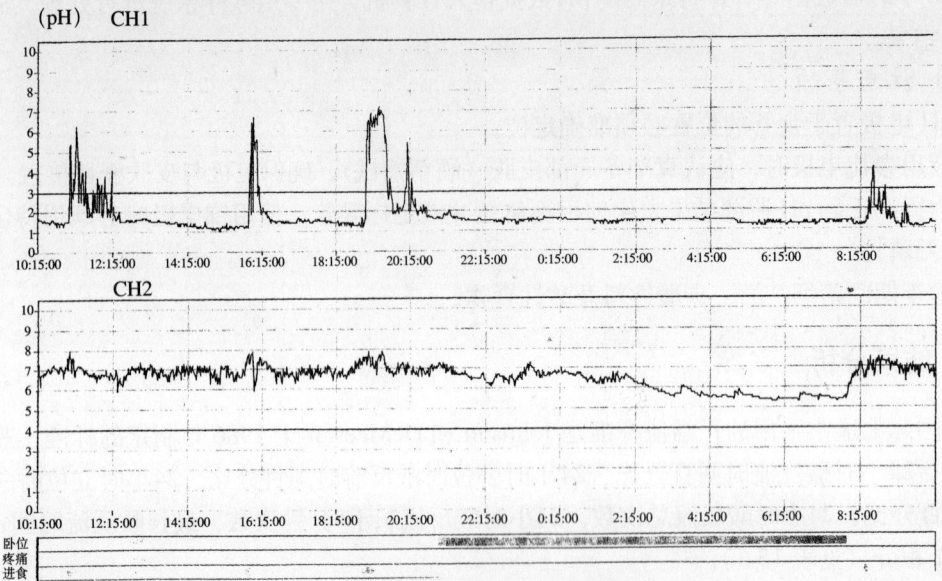

图 15-20　胃食管 24 小时 pH 监测曲线图(未见病理性胃食管酸反流)

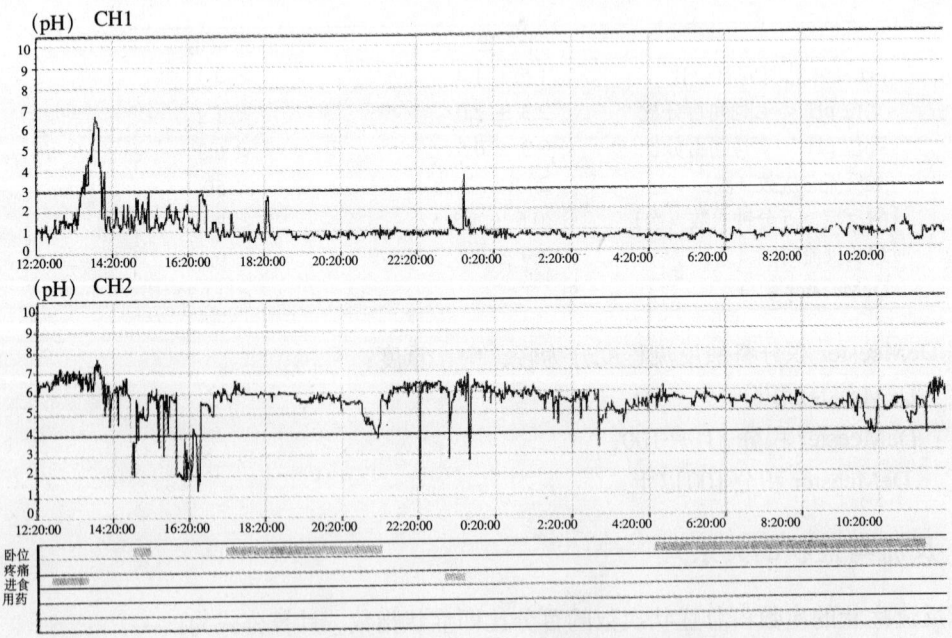

图 15-21　胃食管 24 小时 pH 监测曲线图(胃食管酸反流:轻度)

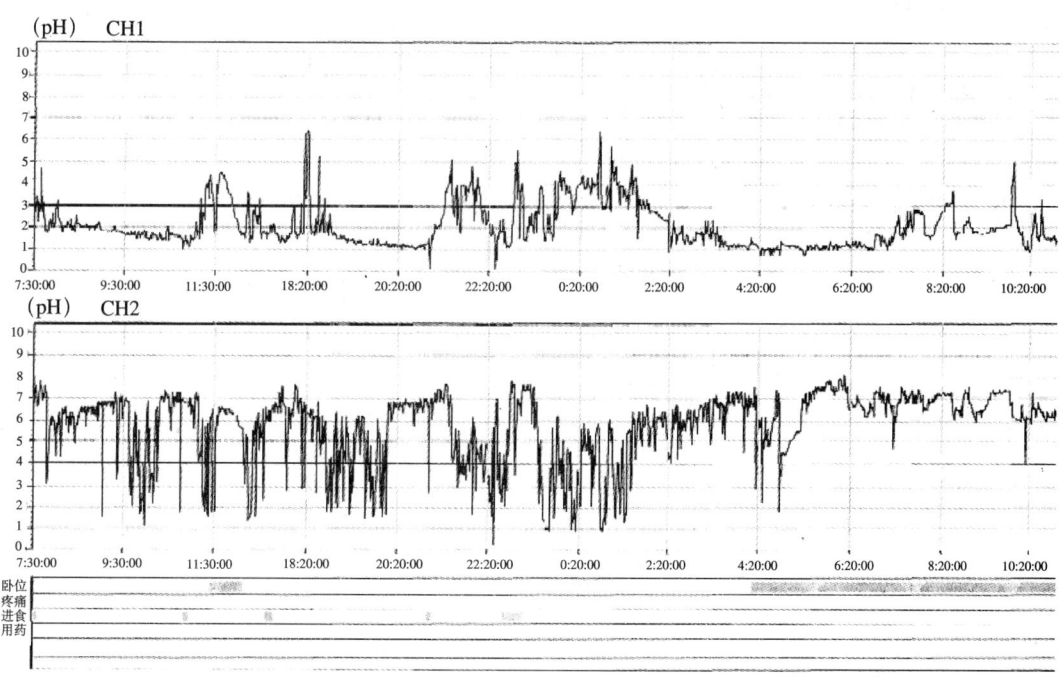

图 15-22　胃食管 24 小时 pH 监测曲线图(胃食管酸反流：中度)

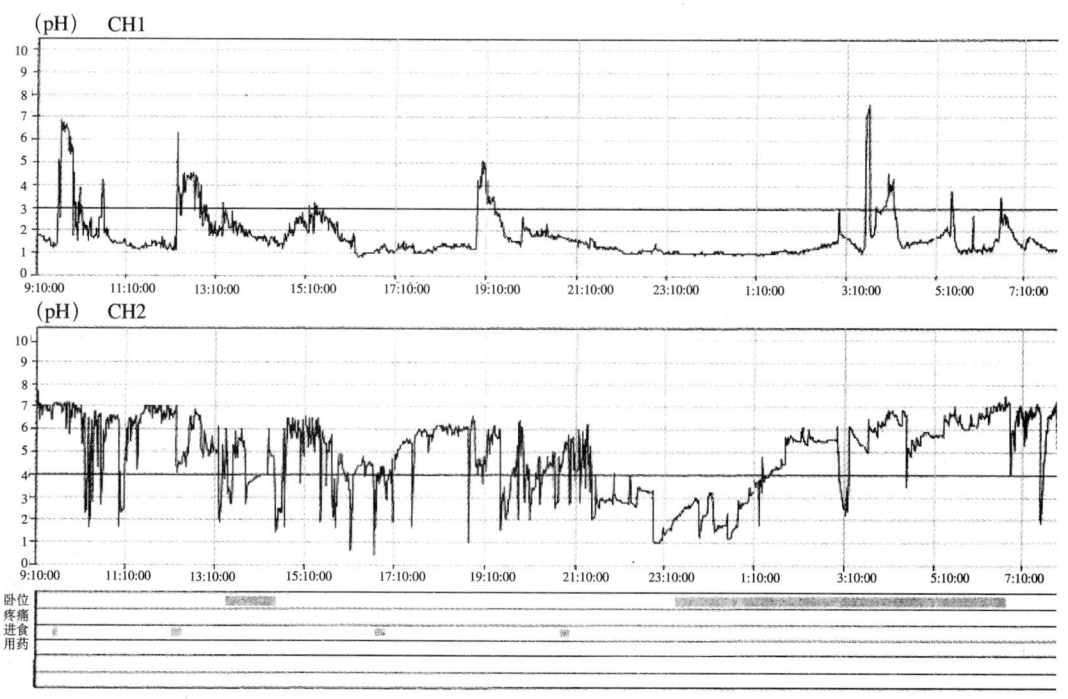

图 15-23　胃食管 24 小时 pH 监测曲线图(胃食管酸反流：重度)

参考文献：

1. DeMesster TR, Johnson JF, Kent HH. Evaluation of current operation for the prevention of gastroesophageal reflux. Ann Surg, 1974,180:511
2. Falor WH, Hansell JR, Chang B, er al. Outpatient 24 hour monitoring by telemetry. Gastroenterology, 1980, 78:1163
3. Branicki FJ, Evans DF, Ogilivie AL, et al. Ambulatory monitoring of esophageal Ph in reflux oesophagitis using a portable radiotelemetry system. Gut,1982, 23:992
4. Kahrilas PJ, Quigley EMM. Clinical esophageal pH recording: a technical review for practice guidelines development. Gastroenterology, 1996,110:1982-1996
5. Pandolfino JE, Richter JE, Ours T, et al. Ambulatory esophageal Ph monitoring using a wireless system. Am J Gastroenterol, 2003,98:740-749
6. Bollschweiler E, Feussner H, Holscher AH et al. pH monitoring: the gold standard in detection of gastrointestinal reflux disease? Dysphagia,1993,8:118-121

（二炮总医院消化科　刘建军）
（北京大学第三医院消化科　周丽雅）

第四节　胆汁监测

十二指肠内容物反流到食管亦可引起 GERD 症状及食管黏膜的损伤，因此十二指肠胃食管反流(DGER)在 GERD 的发生中的作用日益受到重视。有研究提示 NERD 病人存在酸和十二指肠胃食管混合反流者占50%。目前最常用的检测 DGER 的方法为动态食管胆汁酸监测仪(Biletic)。操作简单方便，可随身携带，准确性好。通过测定样品在一定波长光照下胆红素的光吸收率来推算胆红素浓度，进而可推算样品中胆汁的含量，因十二指肠反流液中胰酶等成分与胆汁有较好的相关性，故该结果可间接反映十二指肠反流的情况，且同其它检测方法的大量临床对照研究结果基本一致，与 DGER 相关性好。比传统的 pH>7 判定 DGER 的存在更可靠。

一、胆汁监测的原理

十二指肠内容物包括胆汁、胰液和肠液。胰液的主要成分是胰酶和碳酸氢钠；十二指肠液的主要成分是电解质和消化产物；胆汁主要包括胆红素、胆固醇、磷脂、胆汁酸等。上述物质的检测都有利于胆汁反流的诊断。但是，作为反流的指标，必须能长时间（24小时）稳定地检测其含量，这才符合生理情况。其中以钠电极检测钠含量以及分光光度计检测胆红素作为反流指标较为实用，尤其是后者较为成熟。便携式分光光度计测定胆红素的原理是胆红素在光谱453nm 处有一特征性的吸收高峰（图15-24）。用一个能将信号导入胃肠道腔内的专门探头（又称胆汁探头）来检测胃腔内的胆红素含量，探头将光信号反射回光纤维内的

第十五章 胃食管反流病的诊断方法与图例

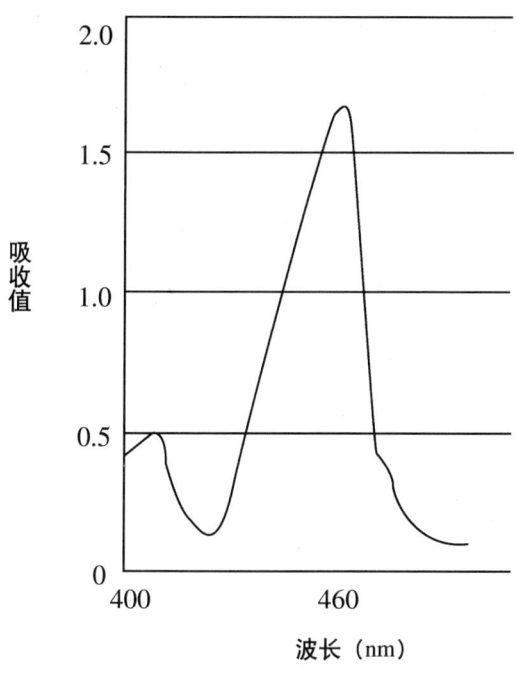

图15-24 胆红素吸收光谱

光电系统，计算在453nm波长的吸收值。此吸收值与腔内胆红素浓度呈正比，因而吸收值百分比就代表胆红素的含量。

用于胆汁测定的设备主要包括：重1200g的便携式光电数字处理器，该处理器可以由病人携带；还包括光纤维探头，该探头可以经鼻进入病人上胃肠道的任何部位。分光光度计的探头直径3mm，长140cm，由36根塑料光纤维组成，每根光纤维的直径为250μm。两个插头包含有50%的光纤维和光发射电极相连，50%的光纤维和接收二极管相连。电极的顶端有2mm的空间可以接触测量的标本。液体和混合的固体可以很容易到达这一空间，其所含的胆汁浓度液就很容易地被测量出来。这一电极要求伸展性好、耐用、易消毒及可重复利用。通过光信号发生器、信号处理器及信号储存器的工作，光电系统可以正常地进行工作。这一系统包含有两个通道，如果需要的话可以允许两个电极同时进行测量。每个电极的光源通过两个发射来提供，分别发射470nm的信号光和565nm的对照光。对照光和信号光的发射电极以0.5秒的间隔交替工作。从电极反射回来的光信号通过光电二极管转化为电信号。这一电信号可以经过数据处理器放大和处理。这一系统每小时可以处理225个人的吸收值且可以连续工作30小时。

二、病人的准备

可以在胆汁检测时进食的食物包括：香蕉、苹果、咸饼干、干酪、鸡胸（不含皮肤）、米饭、鸡乳酪或蘑菇汤乳酪、面包、面条或意大利通心粉、土豆（不含皮）、小麦或大米乳酪、香草米饭乳酪、低脂肪牛奶、水。

在进行胆汁监测时不能进食的食品包括苏打汽水、咖啡、茶、糖果、黄油以及人造黄油。因为这一检查时病人不能进食任何黄色或绿色的物质。这一方法是测定反流入食管的特殊颜色的物质，所以病人必须记录他们的饮食。避免进食吸收光谱与胆红素相近的食物，而且食物颗粒必须细小，以防止固态食物嵌塞探头，造成假阳性与假阴性。

检查时为减少病人的反应，鼻腔局部喷雾麻醉剂，坐位下经鼻插至食管下括约肌（LES）上5cm或胃内LES下5cm，胶布固定，连接监测仪。24h后拔出探头，将记录仪内资料输入计算机内进行分析。

三、食管胆汁监测的正常值

胆红素吸收值大于0.2的时间的中位数是0，75%点是0.1%，95%点是1.7%，99%点是6.7%。

在Cuomo等的研究中，胆汁吸收在没有食管炎的病人中为7.8±2.2，在Ⅰ～Ⅱ级食管炎为11.7±4.4，在Ⅲ～Ⅳ级食管炎为17±4.2。

四、胆汁监测在胃食管反流病诊断中的价值

既往的研究发现，24h食管pH监测联合胆汁监测可以提高NERD的诊断率。国内的研究表明如单纯以24h食管pH监测结果存在异常来诊断NERD其阳性率65.9%，而联合胆汁监测可使阳性率升高到84.1%，差异有显著性，有效提高了诊断率。因此食管胆汁监测对GERD有一定的诊断价值。联合24h食管pH监测，对GERD的诊断有更大的帮助。

（北京大学第三医院消化科 薛艳、周丽雅）

1. Kauer WKH, Burdiles P, Ireland AP et al. Does duodenal juice reflux into the esophagus of patients with complicated GERD? Evaluation of a fiberoptic sensor for bilirubin. Am J Surg 1995;169:98-104
2. 许国铭. 胆汁反流的监测与治疗. 当代医学，2000,4:30-32

第五节　食管阻抗监测

反酸和烧心的症状通常是由于酸性胃内容物反流入食管所致，这可以通过食管pH监测得到证实。但是后来发现反流症状的发生也可能和非酸反流相关。更进一步的研究发现，具有反流症状的病人经过充分的抑酸治疗后症状无缓解。这提示非酸性物质如蛋白酶和胆汁酸在反流症状的产生中起着一定的作用。也有研究发现非酸反流也可能对Barrett食管的发生起作用。

24hpH监测可以对酸反流做出判断，对非酸反流或气体反流则无能为力。而阻抗监测可以检测到非酸反流。所以阻抗监测联合pH能识别出酸反流（pH下降,<4）、轻度酸反流（pH下降>1个单位，>4）、非酸反流（pH下降<1个单位,阻抗监测示有液体反流）及气体反流。研究表明，胃内容物在GERD病人及健康对照者中相似，虽然总的反流次数相似，但GERD病人中酸反流更常见。且对于经充分抑酸治疗仍有GERD症状的病人，应用阻抗监测可以识别出有无非酸反流或气体反流的存在。

一、食管阻抗监测的原理

食管阻抗是测量食管电流及其内容物的电阻，用于团块传送的测量。在食管阻抗监测中，电流产生于绝缘导管内的两个电极。阻抗和两个电极之间的电流呈反比。气体产生的电流很弱，所以其阻抗强。液体（如盐水、胃液）的电流强，所以当它们流过电极时所产生的电阻弱。当食管内没有内容物时，其阻抗为中间值，该数值是食管壁电流的阻抗值。如果在导管内放置多个电极，则可以测量出电流的方向和电压。因此通过阻抗监测可以测量出食管内液体和气体的运动。在食管运动的测试中，阻抗监测可以测量食管对吞咽团块的清除能力，测量胃食管反流及反流物的酸度。对于主诉嗳气的病人可以测量其嗳气的性质。

二、食管阻抗监测的临床应用

1. 测定各种形式的胃食管反流（如酸反流、非酸反流、液体或气体反流及混合反流）。
2. 评价高位胃食管反流。
3. 通过团块运动评价吞咽功能。
4. 对 GERD 病人的治疗进行评价，与内镜治疗及抗反流手术治疗相配合。
5. 发现因为团块运动障碍不适宜进行折叠术的病人。
6. 对吞咽困难、食管运动障碍及胸痛的病人进行评价。
7. 对反复发作的反流症状进行评价。

三、食管阻抗监测在胃食管反流病诊断中的应用

在诊断胃食管反流病时，pH 监测通常和阻抗监测同时应用。联合应用 pH 监测和阻抗监测的指征如下：通过充分抑酸治疗反流症状无改善；不能解释的慢性咳嗽；可疑反刍；过多的嗳气；胃酸缺乏的病人出现反流症状。

关于 24 小时阻抗-pH 监测的正常值已有多中心的研究报道（表 15-2）但是，轻度酸反流是否会对食管黏膜造成损伤，或者轻度酸反流的次数是否和病人的反流症状相关，这些都还不明确。所以在 GERD 病人中检测出轻度酸反流的次数和正常人进行比较是否有意义还

表 15-2　24 小时阻抗 pH 监测的正常值

作者	样本量	酸反流（pH < 4）	轻度酸反流（pH4-7）	轻度碱反流（pH > 7）	总数
Shay	60	18(59)	9(26)	0(1)	30(73)
Zerbib	68	22(50)	11(33)	3(15)	44(75)
Zentilin	25	18(51)	14(38)	4(18)	16(48)

值得商榷。但是更重要是要检测出反流事件和反流症状之间的关系。

Vela 等对 12 名 GERD 病人应用奥美拉唑 20mg bid 和停止用药治疗后进行阻抗-pH 联合监测。发现反流症状和酸反流及非酸反流都相关。但是烧心症状和口中的酸味主要和酸反流相关，而反流次数在抑酸治疗过程中并不减少。这一研究提示，阻抗-pH 联合监测可以用于对于 PPI 治疗无效的病人。在一个大型的多中心研究中，对 168 名 PPI 治疗无效的病人进

行了24小时pH-阻抗联合监测，结果发现在有症状的144名病人中，有16名（11%）酸反流的症状指数阳性，53名（37%）非酸反流症状指数阳性。因此，pH-阻抗联合监测可以发现69名患者（48%）的反流症状和反流相关，而单独应用pH监测仅发现16名患者的反流症状和酸反流相关。这些研究提示pH-阻抗联合监测可以发现更多病人反流症状产生的原因。

最近的研究发现，轻度酸反流症状指数阳性可以反应病人对抗反流手术的疗效。18名接受腹腔镜胃底折叠术的病人中，术前16名患者接受PPI治疗过程中其pH-阻抗监测症状指数阳性，术后14个月其反流症状明显改善。1名患者术前症状指数阴性，术后反流症状无明显改善。

另外，轻度酸反流也可能是引起慢性咳嗽的原因之一，因此，pH-阻抗监测可以发现这一部分病人，并且有研究提示，抗反流手术治疗可能对这一部分病人有效。

食管阻抗监测示意图见图15-25。

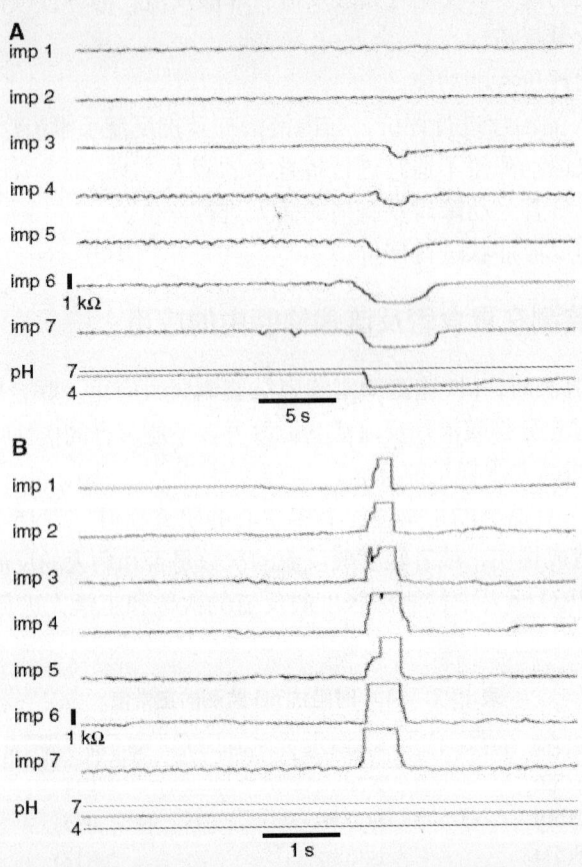

图15-25　A为食管阻抗和pH监测的信号。反流从末端开始（imp7）逐渐到达近端（imp3）提示为液体反流。而pH未下降到4以下，提示为轻度酸反流。B显示在反流过程中阻抗上升，提示为气体反流。

（北京大学第三医院消化科　薛艳、周丽雅）

参考文献

1. Albert J. Bredenoord, Radu Tutuian, Andr′e J.P.M. Smout, Technology Review: Esophageal

Impedance Monitoring.Am J Gastroenterol,2006,101:1-8
2． Balaji N,Peters JH, Gurski R et al. Gas-associated gastroesophageal reflux and its contribution to the spectrum of gastroesopheal reflux. Gastroenterology，2002，122(4):A338

第六节　食管压力测定技术在胃食管反流病中的应用

胃食管反流病（GERD）是一种酸相关疾病，然而食管动力障碍在其发病中起到重要作用，是导致胃内容物移位攻击食管黏膜的重要因素。一般认为、胃食管交界处（gastro-esophageal junction，EGJ）压力低下、一过性下食管括约肌松弛（transient lower esophageal sphincter relaxation，TLESR）、食管体部清除功能降低、胃排空延迟等是常见的与GERD发病相关的动力异常类型。

一、GERD患者中常见的动力障碍类型

（一）胃食管交界处（gastro-esophageal junction，EGJ）压力低下

胃食管交界处在功能上起到抗反流作用，主要由下食管括约肌（lower esophageal sphincter，LES）、膈脚、膈食管韧带、His角等结构组成。其中LES和膈脚在组成EGJ高压带方面意义尤为重要[1]，两者分别在呼吸运动的不同时相发挥主要作用。生理状态下，LES功能区的长度约为2～4cm，在膈肌食管裂孔水平分为腹段和胸段，静息态平均压力为15～25mmHg，呈一高压带。LES压力受到呼吸、体位、心率变化、激素水平、药物等因素影响。吸气时，胸段LES压力明显下降，腹段LES受吸气影响较小；呼气末，LES压力明显上升；深呼吸时，LES压力变化可达90mmHg[2]。卧位时，为避免胃食管反流的发生，LES压力会增加[3]。吞咽时，LES反射性舒张，压力降至胃内压，此松弛状态持续到吞咽动作引起的蠕动通过食管，此时LES松弛率超过60%，压力一般小于5mmHg[4]，食团进入胃内。某些激素也会影响LES压力，如妊娠时黄体酮水平升高可引起LES压力降低。另外，研究发现一些食物和药物如脂肪、咖啡因、尼古丁、巧克力、钙拮抗剂、安定类、鸦片类等可引起LES压力降低。膈脚起源于食管系膜[5]，生理状态下，右膈脚（少数由左脚或两脚同时）在食管裂孔处包绕食管，其位置正好在LES水平，犹如在LES基础上增加了一层外括约肌[6]，静息时，膈脚压力保持平稳。在吸气时，膈脚收缩，EGJ压力增加，起到抗反流作用。有研究显示健康人深吸气时，膈脚收缩使EGJ压力升高3～4倍[7]。

传统的观点认为，GERD是由于LES功能不全，导致胃内容反流入食管内造成的。直到20世纪80年代，人们才开始认识到胃食管反流除与LES静息压力低下相关外，一些患者还伴随膈脚功能异常和腹内压升高[8]。通过食管压力测定发现，GERD患者常见的异常包括LES长度变短，尤其是腹腔段的变短，静息压力低下[9]，并且LES压力异常多发生于夜间，导致GERD患者并发症的加重[10]。对于膈肌在GERD发病中的作用长期以来一直存在争议，现已了解到，当膈脚受到选择性的强力抑制时，可出现EGJ的一过性松弛[6]。当LES和膈脚之间的解剖位置发生变化时，EGJ功能发生改变，可引起反流的发生。食管裂孔疝的患者，其LES向近端移位，膈脚位于LES之下，吸气时，膈脚收缩，增加LES以下部分的

压力,而 LES 位置压力不增加,因而容易出现胃食管反流。

(二)一过性下食管括约肌松弛(transient lower esophageal sphincter relaxation, TLESR)

随着食管压力测定设备的逐渐发展,人们发现大部分反流发生时并不存在EGJ压力的降低,而与TLESR的发生有关[11],因而TLESR被认为是反流的主要机制。TLESR与生理状态的LES松弛不同,它不是由吞咽诱发的。目前公认的TLESR定义标准包括:①在LES发生松弛前4秒及松弛发生后2秒内无吞咽发生;②松弛率≥1mmHg/s;③从松弛发生到完全松弛≤10s;④压力最低值≤2mmHg;⑤如果能除外多发性吞咽,LES松弛符合其它三条标准,而持续时间>10s也可被归为TLESR[12]。正常人生理状态下也会出现TLESR,主要是由于近端胃牵张感受器所诱发的迷走-迷走反射所致,与进食、胃扩张等因素有关,这些一过性松弛成为正常人大部分胃食管反流事件的基础[11,13],但并不是所有TLESR都引起正常人发生反流,有研究显示,正常人中,35%的TLESR出现反流[14]。

GERD患者中,48%~73%的胃食管反流事件与TLESR相关[14,15]。这些患者中,TLESR次数增加,或其发生次数与正常人无差异[16],但TLESR发生后出现胃食管反流的比例较正常人高[17]。

(三)食管体部清除功能降低

在正常人中,主动的咽部吞咽发生后,生理状态下食管出现原发性蠕动,将食物由食管上段向下推进,这是食管的主要运动方式。正常人在白天吞咽频率约为60次/小时,夜间约为6次/小时。24小时动态压力测定发现,正常人食管体部收缩频率在睡眠时最低,醒后增加,进餐时最高。餐后收缩幅度增加,为食团传输提供强有力的推进性力量[18]。胃食管反流发生后,通过壁内神经反射产生继发性蠕动,将反流物再次推进到胃内,避免胃内容物对食管黏膜的损伤。

食管体部动力异常是GERD的发病原因之一[19]。GERD患者中常见的食管动力异常及清除作用减弱包括:①食管对湿咽的有效收缩率低于80%;②非蠕动性收缩(非传导性收缩和同步收缩)超过30%,少数甚至超过50%;③食管远端收缩波减弱,常低于30mmHg。有研究通过食管静态测压发现,在GERD患者中,非特异性食管动力障碍(nonspecific esophageal motility disorder, NEMD)发生率可达60%以上[20],无效食管收缩(ineffective esophageal motility, IEM)发生率也高达20%~50%[21,22],食管动力障碍发生后,反流物较长时间存留于食管内,导致食管黏膜的损害。

(四)胃排空延迟及压力增高

生理情况下,进食后引起近端胃扩张,通过迷走神经反射致LES松弛。餐后LES压力明显下降,TLESR频繁发生。依据所进食物的不同,胃排空时间有所差异。影响胃排空的因素常见有晚期糖尿病、弥漫性神经肌肉病变、迷走神经切除术、特发性胃轻瘫、幽门功能障碍或十二指肠运动障碍等。

GERD患者中,各种原因引起的胃排空延迟及压力增加可导致LES较长时间处于松弛状态,部分出现LES腹段变短,TLESR频繁发生,胃内容物易进入食管,导致食管黏膜的损害。有研究显示,GRED患者MMCIII相波幅较正常人低[23]。既往的研究结果提示GERD患者中存在胃排空障碍的比例约在6%~40%之间,这种差异可能是受研究技术的限制所导致，有人采用比较标准的核素法研究 GERD 患者的胃排空发现，在餐后 120 分钟，33% 的 GERD 患者胃内容物残留达 95% 以上，240 分钟时，仍有 26% 具有不正常结果[1]。这提示胃排空延迟是部分 GERD 患者发病的原因之一。由于测压技术只对由于腔关闭性收缩引起的压力变化敏感，因此胃压力测定技术只能反映胃窦部压力变化，对与 GERD 发病关系较密切的胃底、体部压力变化不敏感。因此本节只介绍与 GERD 相关的食管压力测定技术。

二、食管压力测定在 GERD 研究中的应用

GERD 是一种酸相关疾病，依据食管测压无法诊断 GERD[24]，但可提供病理生理学方面的有用指标，如 LES 压力、位置、长度、食管蠕动类型。在放置 pH 电极时，协助准确定位 LES，尤其对那些常规药物治疗无效或需手术的患者，食管测压意义重大。并且可用来排除其它食管疾病如贲门失弛缓、弥漫性食管痉挛等。

（一）食管压力测定的方法

食管压力测定的原理是通过压力传感器将食管内压力变化的机械信号转换为电信号，经过放大和记录装置记录下来。在 1883 年，美国生理学家 Kronecker 即采用气囊法进行了最早的食管压力测定。临床上用于食管压力测定的方法主要有四种：

1. 液体灌注法：是目前最常用的食管测压方法，主要由测压导管、液压毛细管灌注系统、压力换能器、记录仪四部分组成。导管置于食管腔内，通过微泵向导管内注水，水在导管末端侧孔溢出时所要克服的压力即为食管腔内压力。通过换能器转换为电信号，传到记录仪进行处理。

2. 气体灌注法：由感压囊、多腔导管、压力传感器组成，通过一个密闭的气体导压系统，将压力传递到传感器中，传感器输出信号经放大电路放大后传入记录系统。

3. 腔内微型传感器法：常用的有电磁压力传感器和半导体压力传感器。由传感器进入食管直接测量腔内压力。由于传感器本身需电源供电，进入食管距离心脏较近，微弱漏电将引起严重后果，临床应用很少。

4. 无线电遥测法：由压力传感器、发射机、电源集成的无线电丸和体外接收机组成，无线电丸经口吞入消化道，连续发送各点压力信号，体外接收机接收信号。此法难以定点和多点测压，费用昂贵，限制了临床应用。

（二）食管压力测定技术

1. 静态食管测压

（1）仪器：

①多道水灌注式测压导管：由聚乙烯制成，其内有 3～8 个测压通道。常用的为 4 个通道导管，导管上标有刻度，可准确定位。各通道开口相距 3cm，各成 90°夹角，通过牵拉可检测整个食管四个方向的压力及运动情况。

②液压毛细管灌注系统：为保证测压导管内水流速度恒定，需要连接低顺应性液压毛细管灌注系统。用氮气以恒定压力进入水罐将水推出，通过毛细管进入测压导管，使测压导管内水流速度恒定于 0.5ml/min，反应速率 > 300m/s。

③压力换能器：压力换能器在体外与灌注导管测压通道相连，可同时识别 8 条通道压力，将压力信号转换成数字信号。

④计算机及分析软件：压力换能器的信号直接输入计算机，通过食管测压分析软件进行数据处理、储存、描绘和打印结果。

⑤附属材料：包括润滑剂、胶布、10～15ml注射器、无菌弯盘、无菌手套、杯子、温开水等。

(2) 检查前准备：

①患者准备：检查前48小时停用促动力剂、硝酸甘油、钙通道阻滞剂、镇静剂、止痛剂、抗抑郁药及抗胆碱能药物等可能影响食管压力及运动的药物。如果病情不允许停用，分析时必须考虑这些药物的影响。检查前6小时禁食以防呕吐及误吸。向患者交代检查过程，签署知情同意书，并取得配合。

②仪器准备：将测压导管与多导记录系统连接，检查前首先排空压力泵、灌注系统、测压导管内的气泡，避免空气影响反应时间及测量结果。根据操作手册标定测压导管，必要时还可进行阻塞试验，即用手指堵住压力通道开口，计算机屏幕上相应通道的压力曲线迅速上升，速度 > 300mmHg/s，或迅速水平抬高测压导管尾端30cm，各通道压力迅速上升30mmHg，用以监测系统敏感性。

(3) 检查步骤：

①经鼻插入测压导管60cm，使所用测压导管通道开口均位于胃内。患者仰面平卧，压力换能器位置位于患者腋中线水平。插管后休息5～10分钟以适应导管。

②嘱患者深呼吸，此时所有通道压力应升高，提示所有通道均位于胃内。以胃内压力标定为基线（零线），记录至少30秒。基线可设在胃压力波底部（呼气末压力），也可在胃压力波中点处（呼吸中点压力）。此后所有的压力变化均以此基线为参考来分析。

③LES压力测定：①LES静息压力及总长度：测压通道位于LES区测得的相对于胃内压的压力称为LES静息压。每15秒向外牵拉测压导管0.5～1.0cm，直到所有通道依次经过LES。每个通道经过LES下缘时，压力升高持续超过胃内压2mmHg。通道离开LES上缘时，压力下降至低于胃内压的食管内压水平。由此得到LES静息压力及LES总长度（LES总长度 = 远端LES至鼻端距离 − 近端LES至鼻端距离）；②LES腹段长度：在牵拉过程中，测压管道穿过膈肌，压力随吸气由正变负之处，为呼吸逆转点，通过此点位置，可协助计算LES腹段长度（LES腹段长度 = LES远端至鼻端距离 − 呼吸逆转点距鼻端距离）；③LES松弛率：检查吞咽运动与LES松弛的协调性，计算LES松弛率及LES松弛残余压。LES残余压为LES松弛后，计算LES压力曲线最低段至胃内压基线的压力差。将下方压力通道置于胃内显示胃内压力基线，上方压力通道置于LES高压区处。以注射器每次向患者口腔中注入温开水5ml，患者进行湿咽，每次注水湿咽后观察30秒，共10次。检测吞咽后LES松弛情况。正常情况下，吞咽时LES压力最低可降至接近胃内水平，即为完全松弛。残余压为LES松弛时最低压力持续3秒段至胃内压的差。松弛率 =（静息压 − 残余压）/静息压 × 100%（彩图15-26）。

④食管体部压力测定：A. 食管体部远端压力测定：指标包括收缩幅度、收缩持续时间、每次收缩的波峰数、蠕动波（包括蠕动传播的方式及速度）。牵拉测压导管，将最远端通道置于LES上2cm处，使所有通道均位于食管远端。患者进行5～10次湿咽，每次湿咽后观察30秒。计算机屏幕上观察到的收缩波最高峰与基线的压力差即为收缩幅度，收缩波的起

止时间为收缩持续时间,每次收缩的波峰总数也可得到(独立的波峰应符合以下条件:持续时间<1秒,波峰至波谷压力降幅<10mmHg,波谷至波峰压力升幅<10mmHg),并可观察收缩波的传导性、中断及脱落情况。传导速度则通过收缩波从上一通道传导至下一通道的时程除以两通道间的距离而得到。B．食管体部近端压力测定:指标同上。将最近端测压通道置于UES下缘远处2cm,使所有通道均位于食管体部近端,患者进行5～10次湿咽(彩图15-27)。

⑤UES压力测定:指标包括UES静息压,吞咽时UES松弛残余压,咽喉部吞咽蠕动时UES松弛的协调性。牵拉测压导管至最近端通道压力高于食管腔内压力,提示该通道已进入UES。继续牵拉导管,使每个测压导管顺次经过UES。UES高压区具有不对称性的特点,因而,开口方向不同的四个通道测得的UES压力有差异,可通过代表平均值求得UES静息压。牵拉导管使近端测压通道位于咽喉部,远端通道位于UES,嘱患者进行5～10次干咽(不向口腔内注水),每次干咽后观察30秒。观察吞咽时UES静息压降至食管内压力水平的情况,即为UES松弛残余压(彩图15-28)。

⑥可能影响检查结果的因素:A．吞咽时LES及UES可移动1.5~2cm;B．UES和LES最高压力区较短,成年人该段长度不到5mm;③测压通道的方向性限制。上述情况可能对准确测量食管压力造成一定影响。有人采用袖套感受器来进行测压,其长度为6cm,可避免上述问题。

2．动态食管测压

(1) 仪器

①固态测压导管:动态食管压力测定常用有3个压力传感器的固态测压导管,每个传感器相隔5cm,互成120°角。联合pH监测时,导管还接有1～2个pH电极。压力变化直接通过传感器上的电信号变化输出显示。

②动态记录仪:常用便携式记录仪,每3秒采样一次,患者用肩带佩于身边。记录仪上有多个按键,患者可记录症状、进食、体位等变化。

③计算机及分析软件:记录仪信号输入计算机,通过分析软件进行数据处理、存储、打印等。

④定标:压力感受器定标盒及pH电极定标液。

⑤附属材料:电池、导电糊、润滑剂、胶布、10～15ml注射器、无菌手套、水杯等。

(2) 检查前准备

①患者准备:同静态测压。

②仪器准备:将导管及pH电极定标,记录仪更换电池。

(3) 检查注意事项

①患者保持日常活动及日常饮食,避免增加胃食管反流及食管内酸度的食物如碳酸饮料、茶、咖啡、酒精等,停用抑酸药、抗酸药、NSAID类药物等。

②为患者解释记录仪上记事键的用法,嘱其记录相关事件。

(4) 检查步骤

①经鼻置入测压导管和pH电极,深度约60cm,以使所有感受器及电极均位于胃内。缓慢牵拉导管,使测压感受器分别位于LES上端3、8、13cm处(进行食管体部压力测定),

下端pH电极位于LES上5cm处。如果要进行LES压力测定，则需将中间的感受器置于LES处，以保证远端感受器位于胃内。在患者鼻部固定导管。pH外置参考电极涂抹导电糊后，固定于患者胸骨部。

②患者适应导管5~10分钟后，即可开始记录。患者携带机器离开医院，24小时后返院拔管。

③结果传输与分析：采用自动分析软件，食管体部监测主要分析4种收缩波：A.传导性收缩：一次收缩从上一感受器传至相距5cm的下一感受器时间为0.25~7.0秒；B.同步性收缩：一次收缩从上一感受器传至相距5cm的下一感受器的时间＜0.25秒；C.孤立性收缩：仅在一个感受器上检测到的收缩波；D.逆行性收缩：收缩波从远端感受器逆向向近端感受器传导，一次收缩从上一感受器传至相距5cm的下一感受器时间为－0.25~－1.0秒。LES区压力监测可分析LES压力、餐后TLESR频率、TLESR与pH变化的关系等指标。

(5) GERD患者常见的食管测压特点

① LES功能区缩短。

② LES静息压力低下（＜10mmHg）。

③ TLESR次数及频率增加。

④ 食管远端动力缺失。

⑤ 食管远端低幅收缩（＜30mmHg）≥30%，伴有异常蠕动收缩（彩图15-29）。

三、食管压力测定在GERD鉴别诊断中的意义

当GERD患者表现为典型的烧心、反酸症状时，通过胃镜、24小时胃食管pH监测及PPI试验治疗，较易做出诊断。但患者表现不典型症状如胸痛、吞咽困难等时，就需要与其它疾病鉴别。食管压力测定在GERD与原发性食管动力障碍性疾病的鉴别中起到重要意义。下面将介绍常见的原发性食管动力障碍性疾病的特点。

(一) 贲门失弛缓症

本病为一种原发性食管动力障碍性疾病，发病机制尚未明确，一般认为与支配LES的抑制性神经递质减少或消失有关，属于LES松弛障碍性疾病。临床上可表现为吞咽困难、胸痛、反食、呕吐等，症状可间歇发作，有逐渐加重趋势。食管造影检查典型的表现为食管扩张，食管远端呈"鸟嘴"征。内镜下表现包括食管扩张、体部张力减低、食管远端狭窄、不松弛等，部分由于长期食物存留，食管黏膜可有糜烂、溃疡等。

食管压力测定表现为：①食管体部前向性蠕动消失；② LES静息压力增加，常在30~50mmHg以上；③吞咽时LES松弛不完全，小于90%；④食管体部扩张时，食管基础压力升高（彩图15-30）。

(二) 弥漫性食管痉挛

弥漫性食管痉挛是一种原发性食管运动亢进性疾病，发病机制不明确，神经因素可能在发病中起到重要作用。临床上最具特征性的症状为胸痛、咽下困难等，症状呈发作性，非进行性加重。X线造影典型表现为食管下2/3出现异常、强烈、不协调、非推进性收缩，使食管呈螺旋状或串珠状。但由于患者症状呈间歇发作性，造影检查不一定能发现病变。

食管压力测定表现为：①食管上 1/3 段正常，测压异常多出现于下 2/3；②同步性非推进性收缩增加（湿咽时>20%～30%）；③自发性蠕动；④多峰收缩波（波峰数>2）；⑤收缩持续时间长（>6 秒）；⑥收缩幅度增加（>180mmHg）（彩图 15-31）。

（三）胡桃夹食管

胡桃夹食管是一种原发性食管运动功能异常性疾病，发病机理不明，研究认为可能与内脏高敏感和进行性去神经机制相关。临床表现为慢性、间歇性、反复发作性胸痛，烧心，伴或不伴有吞咽困难，常因精神、心理因素等诱发。测压结果为诊断标准。

食管压力测定表现为：①食管中下段高幅收缩，收缩波幅≥180mmHg，多≥300mmHg，收缩为前向性；②收缩持续时间多数延长（>6s）（彩图 15-32）。

（北京大学第三医院消化科　王琨、段丽萍）

参考文献

1. Castell DO, Murray JA, Tutuian R, et al. Review article: the pathophysiology of gastro-oesophageal reflux disease- oesophageal manifestations. Aliment PharmacolTher 2004，20(Suppl. 9):14-25
2. Mittal RK, Fisher M, McCallum RW, et al. Human lower esophageal sphincter pressure response to increased intra-abdominal pressure. Am J Physiol，1990，258:G624-630
3. Sears VW Jr, Castell JA,Castell DO. Comparsion of effects of upright versus supine body position and liquid versus solid bolus on esophageal pressures in normal humans. Dig Dis Sci，1990,35: 857-864
4. 段丽萍. 食管运动功能的检查方法.见郑芝田主编,胃肠病学,第3版.北京：人民卫生出版社，2000，116-121
5. Keith A. The nature of the mammalian diaphragm and pleural cavities. J Anat Physiol, 1905,39: 184-243
6. Mittal RK, Balaban DH. The esophagogastric junction. N Eng J Med，1997，27:924-932
7. 孙晓红，柯美云，王智凤等。膈脚屏障及食管体部清除功能在胃食管反流病中的作用. 中国医学科学院学报，2002，24：289-293
8. Dodds WJ, Dent J, Hogan WJ, et al. Mechanisms of gastroesophageal reflux in patients with reflux esophagitis.N Engl J Med, 1982，307:1547-1552
9. Fein M, Ritter MP, DeMeester TR, et al. Role of the lower esophageal sphincter and hiatal hernia in the pathogenesis of gastroesophageal reflux disease. J Gastrointest Surg，1999，3:405-410
10. DeMeester TR, Johnson LF, Joseph GJ, et al. Patterns of gastroesophageal reflux in health and disease. Ann Surg,1976，184:459-470
11. Dent J, Dodds WJ, Friedman RH, et al. Mechanism of gastroesophageal reflux in revumbent asymptomatic human subjects. J Clin Invest,1980,65:256-267
12. Holloway RH, Penagini R, Ireland AC. Criteria for objextive definition of transient lower esophageal sphincter relaxation. Am J Physiol,1995,268:G128-133

13. Mittal RK, McCallum RW. Characteristic of transient lower esophageal sphincter relaxation in humans. Am J Physiol,1987,252:G636-G641
14. Mittal RK, McCallum RW. Characteristic and frequency of transient relaxations of lower esophageal sphincter in patients with reflux esophagitis. Gastroenterology,1988,95:593-599
15. Penagini R, Schoeman MN, Dent J, et al. Motor events underlying gastro-oesophageal reflux in ambulant patients with reflux oesophagitis. Neurogastroenterol Motil,1996,8:131-141
16. Wong WM, Lai KC, Hui WM. et al. Pathophysiology of gastroesophageal reflux disease in Chinese-role of transient lower esophageal sphincter relaxation and esophageal motor dysfunction. Am J Gastroenterol, 2004,99:2088-2093
17. Sifrim D, Holloway R. Transient lower esophageal sphincter relaxations: how many or how harmful? Am J Gastroenterol,2001,96:2529-2532
18. Bremner RM, Costantini M, DeMeester TR, et al. normal esophageal body function: a study using ambulatory esophageal manometry. Am J Gastroenterol, 1998,93:183-187
19. Kahrilas PJ, Dodds WJ, Hogan WJ. Effect of peristaltic dysfunction on esophageal volume clearance. Gastroenterology, 1988,94:73-80
20. 王虹，高建萍，周磊等.食管体部动力异常在胃食管反流病中的作用.胃肠病学，2004，9：13-16
21. Diener U, Patti MG, Molena D, et al. Esophageal dysmotility and gastroesophageal reflux disease. J Gastrointest Surg,2001, 5:260-265
22. Ho SC, Chand CS, Wu CY, et al. Ineffective esophageal motility is a primary motility disorder in gastroesophagesl reflux disease. Dig Dis Sci,2002,47:652-656
23. Swallows, oesophageal and gastric motility in normal subjects and in patients with gastro-oesophageal reflux disease: a 24-h pH-manometric study. Neurogastroenterol and motil, 1998, 10:115
24. Meining A, Fackler A, Tzavella K, et al. Lower esophageal sphincter pressure in patients with GERD and posture and time patterns. Disease of the esophagus,2004,17:155-158

第七节 组织病理学

一、正常组织学形态

食管是由原始咽尾侧的一段消化管分化而来,为一肌性的管状结构,在成人全长约25~30cm。上起环咽肌形成食管上括约肌,下至胃食管交界处的食管下括约肌。食管腔面有7~10条纵行皱襞,在食物通过时皱襞消失,便于食管的扩张和食物通过。

食管由黏膜层、黏膜下层、肌层及外膜4层构成。

(一) 黏膜层

表面为非角化的复层鳞状上皮,上端与口咽部相连,下端与胃贲门部的单层柱状上皮骤然相接,形成食管胃连接处(EGJ),胃食管反流性疾病多在此处发生。黏膜层主要由上皮层、固有层和黏膜肌层三层结构,其中上皮层由以下四层组成:

1. 基底层:位于上皮层的底层,有1~4层基底细胞,除远端食管外,其厚度不超过整个上皮层厚度的15%[1, 2],整齐贴于基底膜上,基底膜厚40~60nm,上皮细胞借半桥粒附着在基底膜上。基底细胞为立方或矮柱状,核较大,圆形或卵圆形,有一至几个核仁。胞质含丰富的游离核糖体故呈嗜碱性,基底细胞是未分化的幼稚细胞,有活跃的分裂能力。

2. 棘层:位于基底层上方,细胞呈多边形。浅层细胞呈扁平形,染色较淡,深部细胞强嗜碱性。光镜下,细胞表面伸出许多棘状突起,故称棘细胞。电镜下相邻的细胞棘状突起由桥粒连接。

3. 颗粒层:位于棘层上方,由几层扁平或梭形细胞构成。胞核和细胞器已退化。核呈扁平,染色质浓缩,胞质中含糖原、退变的角蛋白丝及板层颗粒。颗粒层的特点是胞浆内出现透明角质颗粒,HE染色呈强嗜碱性,形状不规则,大小不等。电镜下颗粒没有界膜包被,呈致密均质状,为含富有组氨酸的蛋白质。

4. 角质层:为上皮的表层。细胞扁平形,核浓缩,内含大量角质蛋白丝,细胞器已基本消失,细胞间仍见少量桥粒。

固有层:由疏松结缔组织构成,远端可见被称为食管贲门腺的黏液腺,呈短分支管状腺体。固有层内血管比较丰富,结缔组织呈乳头状向上皮层突起,乳头的高度不超过上皮层厚度的2/3。

黏膜肌层:食管的黏膜肌层相对较厚,特别是在食管的远端。由纵行平滑肌束组成。

(二) 黏膜下层

为疏松结缔组织,内有黏液性和混合性食管腺,呈分支管泡状,开口于食管腔。

(三) 肌层

肌层厚0.5~2.5mm,由内环外纵两层肌组织构成。一般食管的上1/4为骨骼肌,中1/4为两种肌混合,下1/2全为平滑肌。在混合肌区段,两种肌纤维分别成束,或混合成束。食管的混合肌结构在食物吞咽和运输中起着重要作用。

(四) 外膜

食管无浆膜,只有疏松结缔组织构成的纤维膜,并与周围结缔组织相连,内有许多血管、淋巴管和神经。

二、GERD 的组织学改变

GERD 是指胃内容物反流入食管引起不适症状和／或并发症的一种疾病[3]。

食管鳞状上皮对酸性胃液较为敏感。在长期持续的胃液刺激下，食管下段的黏膜发生以下一系列改变。

（一）细胞间隙增宽（intercellular/interstitial space dilation, DIS）

酸灌注兔食管的 GERD 模型显示 DIS 是兔食管酸反流损伤的一个早期特征。GERD 患者的光镜下表现为鳞状上皮细胞间隙不均匀的扩大，较之正常人增大（见彩图15-33）；电镜下细胞核、细胞膜等结构基本完整，细胞间隙水肿、增宽，桥粒减少甚至消失，细胞间隙内单位面积的桥粒数目也相应减少[4,5]。DIS主要见于棘层。当上皮细胞损害进一步加重时，出现"气球样变"，此种上皮细胞肿胀，呈圆形，胞浆透明浅染。

（二）上皮细胞增生

在反流物质的持续刺激下，食管黏膜可发生反应性增生，主要表现在有增殖能力的基底细胞层。固有层内及乳头内毛细血管扩张、充血，乳头增多、伸长。增生的基底细胞层超过上皮层厚度的15%时（见彩图15-34），固有层乳头伸长超过上皮全层的2/3（见彩图15-34、15-35）是反流引起的轻度损伤的表现[6,7]。

（三）炎细胞的浸润

随着反流物质的不断刺激，固有层内毛细血管内的白细胞开始向血管外游出，固有层、乳头及上皮层相继可见到炎性细胞浸润。其中嗜酸性粒细胞及中性粒细胞浸润是 GERD 诊断中具有特征性的病变。分别称之为"上皮内嗜酸性粒细胞（intraepithelial esosinophil, IEE）"和"上皮内中性粒细胞(intraepithelial neutrophils, IEN）"[7]。其检出率分别为30%～50%、15%。正常食管黏膜也可见少量散在的淋巴细胞浸润。在GERD的上皮中主要是一些核形状不规则的反应性 T 淋巴细胞。反流病人的淋巴细胞增多，有的可见灶性聚集。

上皮水肿、糜烂、溃疡、大量炎细胞浸润是重症患者的组织学表现。严重的反流可导致食管溃疡，并可发生环状纤维化及食管狭窄形成。GERD的病变可呈灶性分布，以食管下端为重。

总之，GERD的主要组织学表现为细胞间隙扩大，基底层增厚超过上皮层的15%，固有层乳头增多、伸长达到上皮层的65%以上，上皮层内有嗜酸性粒细胞浸润和/或中性粒细胞浸润[8-11]。并要与临床症状和内镜所见相结合，综合考虑后才能做出 GERD 的诊断。

GERD 可分为下面三种类型：非糜烂性反流病（non-erosive reflux disease, NERD）、糜烂性食管炎（erosive esophagitis, EE）和 Barrett 食管（Barrett's esophagus, BE）。

1. NERD 是指存在反流相关的不适症状，但内镜下未见 Barrett 食管及食管黏膜破损。组织学上主要表现为 DIS，偶可见乳头伸长。

2. EE是指内镜下可见食管远段黏膜破损，故在组织学上除了以上的表现外，有的还可以看到食管黏膜的糜烂、坏死。

3. Barrett 食管 BE 是指食管远段的鳞状上皮被柱状上皮取代。

明确区分鳞、柱状上皮交界（SCJ）和EGJ对于诊断BE十分重要。临床医师主要以内镜下定位判断EGJ：在最小充气状态下胃黏膜皱襞的近侧缘[12]和／或食管下端纵行栅栏样血管末梢[13]，而SCJ内镜标志为食管鳞、柱状上皮交界处构成的齿状Z线。

EGJ的组织学定位：食管腺体和／或导管的远端、鳞状上皮的远端或双层黏膜肌的远端。

BE内镜下的典型表现是EGJ的近端出现橘红色黏膜岛，即SCJ与EGJ分离。

胃贲门区的界定的争议很大，一般认为，正常人只有0.1～0.5cm的胃贲门黏膜，>0.5cm则是GERD的并发症[14-15]，而日本学者认为贲门部包括齿状线上下各1.0cm，齿状线以上1.0cm为食管的贲门部，以下1.0cm为胃的贲门部。

病理学诊断：BE诊断的关键在于临床医师所提供的取材部位，活检取材[16,17]推荐使用四象限活检法，即常规从EGJ开始向上以2cm的间隔分别在4个象限取活检；对疑有BE癌变者应向上每隔1cm在4个象限取活检；对有溃疡、糜烂、斑块、小结节、狭窄和其它腔内异常者，均取活检行病理学检查。

BE的组织学分型[16-18]：①贲门型：为贲门型黏液腺，但无主细胞和壁细胞（见图15-36）。②胃底腺型：腺体的形态与胃底腺相似，由黏液柱状细胞、壁细胞和主细胞构成，此型多分布于BE远端近贲门处（见图15-37）。③化生的柱状上皮：在化生的柱状上皮中可见杯状细胞是其特征性改变(见图15-38)。大多为不完全型肠化（Ⅱ型及Ⅲ型），少数为完全型肠化（Ⅰ型），由柱状细胞及杯状细胞构成，有时见潘氏细胞。细胞产生唾液酸黏液及硫酸黏液。

BE最严重的并发症之一是癌，最多见的是腺癌，通常是由异型增生演变而来，上述三型BE均可发生异型增生，但以特化的柱状上皮较为常见，发现伴有肠型化生的长节段Barrett食管是食管腺癌的最危险因素[3]，故在病理诊断时，除了诊断BE之外，还要注明是何种类型上皮及是否伴有肠上皮化生。BE的异型增生[19,20]：①低度异型增生（low grade dysplasia, LGD）：由较多小而圆的腺管组成，腺上皮细胞拉长，核比较深染密集，变长，伴有某种程度的多形性，黏液分泌很少或不分泌，增生的细胞可扩展到黏膜表面。②高度异型增生(high grade dysplasia, HGD)：腺管结构密集，形态不规则，分支或折叠状，有些区域失去极性。核形态不规则，密集深染呈复层，核膜增厚和核仁明显双嗜性。

总之，在临床实践中，临床医师要掌握BE的诊断标准和活检原则，充分认识BE；病理医师要充分理解和掌握BE的诊断标准，并和内镜医师相配合，才能做出正确的诊断，提高BE和食管腺癌的早期诊断率。

（北京大学第三医院消化科 崔荣丽）

参考文献：

1. Denardi FG, Riddell RH: The normal esophagus. Am J Surg Pathol,1991,15:296-309
2. Weinstein WM, Bogoch ER, Bowes KL: The normal human esophageal mucosa. A histological reappraisal. Gastroenterology,1975,68:40-44
3. Nimish Vakil, M.D.,F.A.C.G., Sander V. Van Zanten,M.D., Peter Kahrilas,M.D., et al. The Montreal Defintion and Classification of Gastroesophageal Reflux Disease: A Global Evidence-Based Consensus Am J Gastroenterol,2006,101;8：1900-1920

4. 薛艳、周丽雅、林三仁等.高清晰放大内镜诊断非糜烂性反流病的研究.中华内科杂志，2006，45（5）:389-392
5. 刘韶辉，熊礼守，林金坤等．非糜烂性反流病食管黏膜超微结构研究.中华消化杂志，2006，26:18-21
6. Ismail-Beigi F, Horton PF, Pope CE II Histological consequences of gastroesophageal reflux in man. Gastroenterology,1970,58:163-174
7. Rodger C, Haggitt Histopathology of reflux-induced esophagesl and supraesophageal injuries. Am J Med,2000,108:109S-111S
8. 中华医学会消化内镜学会.反流性食管炎诊断及治疗指南（2003年).中华消化内镜杂志，2004，21：221-222
9. R.I.Narayani, M.P.Burton, G.S.Young. Utility of esophageal biopsy in the diagnosis of nonerosive reflux disease. Diseases of the esophagus，2003，16:187-192
10. Patrizia Zentilin, Vincenzo Savarino, Luca Mastracci, et al. Reassessment of the diagnostic value of histology in patients with GERD, using multiple biopsy sites and an appropriate control group. Am J Gastroenterlo,2005,100:2299-2306
11. 山田哲夫．胃食管反流病的病理组织学——反流性食管炎与贲门炎.日本医学介绍，2002，23：7-9
12. Spechler SJ, Columnar-lined esophagus, Difinitions. Chest Surg Clin N Am，2002，12:1-13
13. Hoshihara Y, et al. Endoscopic observation of longitudinal vessels at the lower esophagus and its clinical significance. Gastroenterol Endosc ,1986，28:941-946
14. Kilgore SP, Ormsby AH, Gramlich TL, et al. The gastric cardia: fact or fiction? Am J Gastroenterol，2000，95:921-924
15. Chandrasoma P. Pathological basis of gastroesophageal reflux disease. World J Surg. 2003;27:986-993
16. Lambert R,Sharma P. Paris Workshop on Columnar Metaplasia in the Esophagus and the Esophagogastric Junction, Paris, France, December 11-12 2004. Endoscopy, 2005,37:879-920
17. Sharma P,McQuaid K,Dent J,et al. A critical review of the diagnosis and management of Barrett's esophagus: the AGA Chicago Workshop. Gastroenterology, 2004,127:310-330.
18. Paull A, Trier JS, Dalton MD, et al: The histologic spectrum of Barrett's esophagus. M Engl Med，1976，295:476-480
19. Goldblum JR. Barrett's esophagus and Barrett's-related dysplasia. Mod Pathol，2003，16:316-324
20. Haggitt RC. Barrett's esophagus, dysplasia and adenocarcinoma. Hum Pathol，1994，25:982-993

第八节 电子显微镜

一、基本概念

普通内镜检查可以发现食管黏膜糜烂的存在，但是对于非糜烂性反流病的诊断却不灵敏。因此人们努力探索诊断GERD更灵敏的指标。

最近的研究表明用透射电镜可以发现GERD病人食管下段上皮细胞存在细胞间隙增宽(dilated intercellular spaces, DIS)，这可能是食管上皮细胞损伤的一个早期、敏感的形态学指标，在NERD和EE病人中都存在。关于DIS和反流症状关系的研究表明，烧心是由于食管黏膜鳞状上皮细胞内部或下方的神经末梢受到化学刺激而引起的。酸反流造成食管上皮细胞间隙增宽，通透性增加，使得酸/蛋白酶进入上皮细胞对其造成损伤，同时对神经末梢造成刺激，就产生了烧心等症状，而与食管黏膜是否存在糜烂无关。因此DIS被用于NERD的诊断。

关于DIS的研究目前有以下几个结论：①在没有产生黏膜糜烂之前，食管暴露于酸和蛋白酶中可以减少食管黏膜的跨膜电阻；②跨膜电阻减小，使食管上皮对大分子物质的通透性增加（包括6kD的内皮生长因子，得以进入上皮细胞的基底层，使细胞增殖）；③一些NERD病人食管上皮细胞跨膜电阻减小，在PPI治疗后可以恢复正常；④跨膜电阻减小在形态学上表现为食管上皮细胞活检标本透射电镜下的DIS；⑤目前还不明确的是，DIS是不是诊断NERD既灵敏又特异的指标，DIS的恢复和治疗的改善有无直接的联系。

二、既往的研究

1996年Tobey等观察了11例有反酸、烧心等GERD症状(其中食管炎患者6例，NERD患者5例)及11例无GERD症状的电子显微镜下食管黏膜上皮细胞的变化。发现GERD病人食管上皮细胞间隙增宽(DIS)，以上皮细胞间隙>2.4μm为标准，诊断GERD的敏感性为73%，特异性为100%。

2003年Calabrese等研究了28名GERD、10名DGER及12名正常对照者电镜下食管上皮细胞的宽度，发现GERD病人、DGER病人及正常对照者DIS的平均宽度分别为2.27 ± 0.47μm、2.11 ± 0.23μm、0.56 ± 0.09μm，且糜烂性胃食管反流病和非糜烂性胃食管反流病食管上皮超微结构差异无显著性。该研究中，正常对照组食管上皮平均细胞间隙为0.45 μm，NERD组为1.47 μm。提出0.74 μm定为平均细胞间隙正常和异常的分界值。

2005年Calabrese等的研究发现，GERD患者予PPI治疗3个月，症状得到缓解的同时DIS也恢复至正常。

2006年，周丽雅等对中国GERD病人及正常对照者的研究发现，糜烂性食管炎和非糜烂性反流病患者食管下段鳞状上皮平均细胞间隙分别为1.332 ± 0.144 μm和1.308 ± 0.079 μm，正常对照组为0.374 ± 0.073 μm。正常对照组中平均细胞间隙的最大值为0.44 μm，病例组中平均细胞间隙的最小值为1.14 μm，两者之间不存在重叠。以两者的中间数值定为正常细胞间隙和增宽的细胞间隙的分界点，该数值为0.79μm。

周丽雅等的研究中，对于20名糜烂性食管炎患者给予奥美拉唑（20 mg bid）治疗4周，食管糜烂全部得到愈合的同时，DIS在19名患者中恢复至正常。治疗前患者的平均细胞间隙为 $1.14 \pm 0.15 \mu m$，治疗后降至 $0.51 \pm 0.18 \mu m$。

三、透射电镜标本的制作

(一) 试剂和设备

1. 固定液：3% 戊二醛，4% 多聚甲醛，0.2M 磷酸缓冲液。
2. 1% 锇酸。
3. 丙酮：浓度分别为 30%、50%、70%、90%、100%。
4. 包埋剂：环氧树脂 EPON812。
5. 冷冻超薄切片机(Leica EMFCS Diatome Static Linell)。
6. 铜网。
7. 透射电镜（JEOL JEM-1230）。

(二) 样本取材和电镜标本的制备

1. 内镜下分别于齿状线上方2cm处用活检钳取食管下段黏膜。糜烂性食管炎的患者食管活检时选择无糜烂的黏膜。
2. 样品于1分钟内加入3%戊二醛和4%多聚甲醛(磷酸缓冲液配置)于4℃固定2小时。
3. 去掉固定液，加 0.1M 磷酸缓冲液于4℃中2小时。
4. 加 1% 锇酸于4℃固定2小时。
5. PBS 缓冲液冲洗2分钟。
6. 30%、50%、70%、90% 丙酮各脱水一次，每次15分钟，4℃。100% 丙酮脱水3次，每次15分钟。
7. 环氧树脂812浸透，按包埋剂：丙酮 1∶2、1∶1、2∶1 分别浸透1小时，纯包埋剂 20℃温箱中24小时。
8. 将组织置于装有包埋剂的包埋板中，37℃温箱24小时，45℃温箱24小时，60℃温箱24小时。
9. 超薄切片机切片，厚度 50nm。
10. 醋酸铀 - 柠檬酸铅染色。
11. 透射电镜观察、拍照。

四、正常对照及 GERD 病人透射电镜下食管下段鳞状上皮细胞间隙的照片

见彩图 15-39～15-41。

(北京大学第三医院消化科　薛艳、周丽雅)

参考文献

1. Nelia A Tobey, Johnny L.Carson, Ranwan A. Alkiek, et al. Dilated intercellular spaces: a morphological feature of acid reflux —— damaged human esophageal epithelium. Gastroenterology,1996, 111:1200-1205
2. Peter J Kahrilas, Dilated intercellular spaces: extending the reach of endoscope. Am J Gastroenterol, 2005,100:549-550
3. C.Calabrese, A. Fabbri, M. Bortolotti, et al. Dilated intercellular spaces as a marker of oesophageal damage: comparative results in gastro-oesophageal reflux disease with or without bile reflux. Aliment Pharmacol Ther,2003,18:525-532
4. Carlo Calabrese, Mauro Bortolotti, Anna Fabbri et al. Reversibility of GERD ultrastructural Alterations and relief of symptoms after Omeprazole treatment. Am J Gastroenterol,2005, 100: 537-542
5. 薛艳，周丽雅，林三仁等．胃食管反流病患者食管下段鳞状上皮细胞间隙的改变．中华消化杂志，2005，(12)：797-800
6. 薛艳，周丽雅，林三仁．糜烂性食管炎病患者应用奥美拉唑治疗前后食管鳞状上皮细胞间隙的变化，中华内科杂志，2007，(2)，待发表

附：中国胃食管反流病共识意见

2006-10, 三亚

一、定义

胃食管反流病（gastroesophageal reflux disease, GERD）是指胃内容物反流入食管引起不适症状和／或并发症的一种疾病[1]。

二、GERD三种类型及定义[1-5]

GERD可分为下面三种类型：非糜烂性反流病（non-erosive reflux disease, NERD）、糜烂性食管炎（erosive esophagitis，EE）和Barrett食管（Barrett's esophagus，BE），也可称GERD相关疾病。Fass等提出GERD三种类型相对独立，相互之间不转化或很少转化，而有些学者则认为这三者之间可能有一定相关性[6]。

NERD是指存在反流相关的不适症状，但内镜下未见Barrett食管及食管粘膜破损。

EE是指内镜下可见食管远段粘膜破损。1994年洛杉矶会议提出明确的分级标准，根据内镜下食管病变的严重程度分为A～D级[7]。

BE是指食管远段的鳞状上皮被柱状上皮取代。

在GERD的三种疾病形式中，NERD最常见。EE可以合并食管狭窄、溃疡和消化道出血。BE有可能发展为食管腺癌。这三种疾病形式之间相互关联及进展的关系需要进一步研究[6]。

三、反流症状群[1]

与反流相关的症状称反流症状群。反流的典型和常见症状是烧心和反流，其它少见或不典型的相关症状包括以下一种或多种：上腹痛、胸痛、嗳气、腹胀、上腹不适、咽部异物感、吞咽痛、吞咽困难等，还有食管外症状如慢性咳嗽、咽喉炎、哮喘等。

烧心是指胸骨后烧灼感[1]。

反流是指胃内容物向咽部或口腔方向流动的感觉[1]。

反流相关的症状对患者生活质量产生明显负面影响时就称为不适的症状。反流症状如果没有对患者生活质量产生负面影响，就不作为GERD的诊断依据。当轻度症状在一周中≥2天或者中度、重度症状在一周中≥1天时就被认为是不适的症状。在临床实践中，是否为不适的症状应由患者自己来决定。

四、患病率

GERD是常见的，全球不同地方的患病率不同。

西欧和北美GERD症状患病率［至少每周一次烧心和／或反流］为10%～20%[8,9]。

法国的一项全国范围内调查发现31.3%的人曾有过GERD的典型症状,7.8%的人每周至少有一次GERD典型症状[10]。西班牙一项大规模流行病学调查结果发现GERD患病率为15%[11]。美国的一项全国范围内的调查发现GERD患病率为14%[12]。瑞士的调查发现成人中反流疾病的患病率为17.6%[13]。

在亚洲,报道的患病率不同,但通常比较低。日本人中GERD症状患病率约6.6%[14]。韩国社区居民GERD症状患病率为3.5%[15]。新加坡社区居民GERD症状患病率为10.5%[16]。中国广东社区人群研究调查3338人,发现每周有烧心症状患病率为6.2%[17]。北京和上海两地同时进行人群调查结果显示GERD患病率为5.77%[18]。亚洲国家的资料显示内镜对反流性食管炎的检出率在3.0%～5.2%之间[19-22]。上海长海医院[23]回顾总结了14年间近13万内镜检查病例显示反流性食管炎的内镜检出率为2.95%。北京大学第三医院回顾总结10年间5万例接受内镜检查的患者中反流性食管炎检出率为4.1%[24]。资料显示反流性食管炎的检出率正逐年升高[23,24]。

五、危险因素 [25-33]

国内外资料显示GERD发病的危险因素包括:年龄、性别、吸烟、体重指数(BMI)增加、过度饮酒、阿司匹林及非甾体类抗炎药和抗胆碱能药物、体力劳动、社会因素、心身疾病及家族史等。

六、发病机制及损伤因素

GERD的发病机制[34]是防御机制削弱及食管清除酸能力下降,主要变化为食管下括约肌压力(LESP)降低、一过性食管下括约肌松弛(TLESR)过度等。主要损伤因素为过多的胃内容物主要是胃酸反流入食管引起食管粘膜损伤,胆汁和消化酶也可对食管粘膜造成损伤。

七、GERD的诊断

(一)根据GERD症状群做出诊断

临床上如患者:①有典型的烧心和反流症状,又无幽门梗阻或消化道梗阻证据,临床上可考虑是GERD。②有食管外症状,又有反流症状,可考虑是反流相关或可能相关的食管外症状,例如反流相关的咳嗽、反流相关的哮喘。但③如仅有食管外症状,但无典型的烧心和反流症状,尚不能诊断GERD。宜进一步了解食管外症状发生的时间、与进餐和体位的关系以及其它诱因。需注意有无重叠症状(如同时有GERD和肠易激综合征或功能性消化不良)[35,36]、焦虑抑郁状态以及睡眠障碍等。

(二)上消化道内镜检查

由于我国是胃癌、食管癌的高发国家,内镜检查已广泛开展,因此,对于拟诊患者一般先进行内镜检查,特别是症状频、程度重,伴有报警征象,或有肿瘤家族史,或患者很希望内镜检查时。上胃肠道内镜检查有助于确定有无反流性食管炎及有无合并症和并发症,如食管裂孔疝、食管炎性狭窄以及食管癌等;有助于NERD的诊断;先行内镜检查比先行诊断性治疗能够有效地缩短诊断时间。研究证实，有反流症状的 GERD 患者可能间断性出现食管粘膜破损，大多数患者反流性食管炎的严重程度在 20 年内不会加重[1]。

（三）诊断性治疗

对拟诊患者或怀疑反流相关的食管外症状患者，尤其是上胃肠道内镜检查阴性时，可采用诊断性治疗。

质子泵抑制剂诊断性治疗（PPI 试验）已经证实是行之有效的方法[37]。建议用标准剂量的 PPI，一日两次，疗程 1~2 周。如服药后症状明显改善，则支持为与酸相关的 GERD；如服药后症状改善不明显，可能有酸以外的因素参与或不支持诊断。PPI 试验不仅有助于诊断 GERD，同时还启动了治疗。其本质在于 PPI 阳性与否充分强调了症状与酸之间的关系，它是反流相关的检查。PPI 阴性有以下几种可能：①抑酸不充分；②存在酸以外因素诱发的症状；③不是反流引起的。本试验的优点是方便、可行、无创、灵敏度高，缺点是特异性较低。

（四）胃食管反流证据的检查

1．X 线及核素检查

传统的食管钡餐检查将胃食管影像学和动力结合起来，可显示有无粘膜病变、狭窄及食管裂孔疝等，并显示有无钡剂的胃食管反流，因而对诊断有互补作用，但灵敏度较低；核素胃食管反流检查能定量显示胃内核素标记的液体反流，在胃食管交界处（EGJ）屏障低下时较易出现阳性，但阳性率不高，应用不普遍。

2．24 小时食管 pH 监测

24 小时食管 pH 监测的意义在于证实反流的存在与否。24 小时食管 pH 监测能详细显示酸反流、昼夜酸反流规律、酸反流和症状的关系及对治疗的反应，使治疗个体化。在 EE 其阳性率 > 80%，NERD 患者的阳性率为 50%~75%[38-41]。鉴于目前国内食管 pH 监测仪的使用仍不够普遍的情况，一致主张在内镜检查和 PPI 试验之后，仍不能确定是否有反流存在时应用。

（五）食管测压

不直接反映胃食管反流，但能反映 EGJ 的屏障功能[42,43]。在 GERD 患者的诊断中，除帮助食管 pH 电极定位，术前评估食管功能和预测手术外，也能预测对抗反流治疗的疗效和是否需要长期维持治疗[44]。因而，食管测压能帮助评估食管功能，尤其是治疗困难的患者。

（六）食管胆汁反流测定

部分 GERD 患者有非酸性反流物质因素的参与，特别是与胆汁反流相关。可通过检测胆红素来反映胆汁反流存在与否和其程度。但多数十二指肠内容物的反流与胃内容物的反流同时存在，并在抑酸后症状有所缓解，因此胆汁反流检测的应用有一定局限性。

（七）其他

食管粘膜超微结构研究可以了解反流存在的病理生理学基础；无线食管 pH 测定可以提供更长时间的酸反流检测；腔内阻抗技术应用可监测出所有的反流事件，明确反流物的性质（气体、液体或气体液体混合物），与食管 pH 监测联合应用可以明确反流物为酸性或非酸性，明确反流物与反流症状的关系。

八、非糜烂性反流病

目前尚没有足够的临床随访资料阐明 NERD 的自然病程，但有限的资料显示大多数 NERD 在其演进过程中并不发展为 EE[45]。

NERD主要依赖症状学特点进行诊断，典型的症状是烧心和反流。当患者以烧心症状为主诉时，如能排除可能引起烧心症状的其它疾病，且内镜检查未见食管粘膜破损时，可做出 NERD 的诊断。

内镜检查对于NERD的诊断价值在于排除EE或BE，以及其它上消化道疾病如溃疡或胃癌[4,5]。

便携式24h食管pH监测可以测定是否存在病理性酸反流，但只有约50%～75%的NERD病人达到阳性标准[39,46]。结合症状指数可判断酸反流是否与烧心症状相关，症状指数指与酸反流（pH<4）相关的烧心症状发生次数占烧心发作总次数的比例，超过 50% 为阳性。

PPI试验是目前临床诊断NERD最为实用的方法。PPI治疗后烧心等典型反流症状消失或明显缓解说明症状与酸反流相关，如内镜检查无食管粘膜破损证据，临床可以诊断为 NERD。

不典型症状的NERD患者，如上腹痛、腹胀、非心源性胸痛、慢性咳嗽、哮喘或慢性咽喉痛等，须进行与反流相关证据的检查，明确症状与胃食管反流的关系。

NERD应与功能性烧心鉴别。根据罗马Ⅲ标准[47]，功能性烧心的诊断标准是：患者有烧心症状，但缺少反流引起该症状的证据，如①内镜检查无食管粘膜损伤；② 24 小时 pH 检测示食管酸反流阴性；或③症状指数＜50%；PPI试验性治疗阴性提示烧心症状与酸反流关系不密切，并非 GERD，但阳性结果不能排除功能性烧心，因其特异性不高。

九、Barrett 食管

（一）临床表现

BE本身通常不引起症状，临床表现主要为GRED的症状，如烧心、反流、胸骨后痛和吞咽困难等。但约 25% 的患者无 GRED 症状，因此在筛选 BE 病例时不应仅局限于有反流相关症状的人群，常规胃镜检查时对无反流症状的患者也应注意有无 BE 的存在。

（二）BE 的诊断

BE的诊断主要根据内镜检查和食管粘膜活检。当内镜检查发现食管远端有明显的柱状上皮化生并得到病理学检查证实时，即可诊断为BE[48]。

1. 内镜表现：明确区分鳞、柱状上皮交界（SCJ）和EGJ对识别BE十分重要。①SCJ内镜标志：为食管鳞、柱状上皮交界处构成的齿状Z线。② EGJ 内镜标志：为管状食管与囊状胃的交界处，其内镜下定位的标志为最小充气状态下胃粘膜皱襞的近侧缘和／或食管下端纵行栅栏样血管末梢。③ BE 内镜下的典型表现是 EGJ 的近端出现橘红色柱状上皮，即SCJ与EGJ分离。BE的长度测量应从EGJ开始向上至SCJ。内镜下美蓝染色有助于对灶状肠化生的定位，并能指导活检[49]。

2．病理学诊断：1）活检取材[48,50]：推荐使用四象限活检法，即常规从 EGJ 开始向上以 2 cm 的间隔分别在 4 个象限取活检；对疑有 BE 癌变者应向上每隔 1 cm 在 4 个象限取活检；对有溃疡、糜烂、斑块、小结节狭窄和其它腔内异常者，均取活检行病理学检查。2）组织分型[50,51]：①贲门腺型：与贲门上皮相似，有胃小凹和粘液腺，但无主细胞和壁细胞。②胃底腺型：与胃底上皮相似，可见主细胞和壁细胞，但 BE 上皮萎缩较明显，腺体较少且短小。此型多分布于 BE 远端近贲门处。③特殊肠化生型：在化生的柱状上皮中可见杯状细胞是其特征性改变。

3．BE 的异型增生[52]：①低度异型增生（low grade dysplasia，LGD）：由较多小而圆的腺管组成，腺上皮细胞拉长，核染色质浓染，核呈假复层排列，粘液分泌很少或不分泌，增生的细胞可扩展到粘膜表面。②高度异型增生(high grade dysplasia，HGD)：腺管形态不规则，分支或折叠状，有些区域失去极性。与低度异型增生比较，核更大、形态不规则且呈簇状排列，核膜增厚和核仁明显双嗜性。间质没有浸润。

（三）BE 分型

1．按化生的柱状上皮长度分类：①长段 BE（long segment Barrett esophagus, LSBE）指化生的柱状上皮累及食管全周，且长度≥3 cm；②短段BE（short segment Barrett esophagus, SSBE）指化生的柱状上皮未累及食管全周，或虽累及全周，但长度< 3 cm[53-55]。

2．按内镜下形态分类：可分为全周型（锯齿状）、舌型和岛状[50]。

3．按布拉格C&M分类法进行记录[50]：C（circumferential metaplasia）代表全周型化生粘膜的长度；M（maximal proximal extent of the metaplastic segment）代表化生粘膜的最大长度。如C3～M5表示食管圆周段柱状上皮为 3 cm，非圆周段或舌状延伸段在结合部上方 5 cm；C0～M3 表示无全周段化生，舌状伸展为 EGJ 上方 3 cm。

（四）BE 诊断记录内容

1．形态学分类（全周型、舌型和岛状）。

2．长度。

3．组织学类型。

4．异型增生及程度。

5．合并症（糜烂、溃疡、狭窄、出血）。

当今国际上对BE的诊断存在两种见解：只要食管远端的鳞状上皮被柱状上皮取代就可诊断和只有食管远端的化生柱状上皮存在肠上皮化生时才能诊断。鉴于我国对BE的研究不够深入，可以食管远端存在柱状上皮化生作为诊断标准较为稳妥，但必须详细注明组织学类型，及是否存在肠上皮化生。除有内镜下诊断外，还必须有组织学诊断，内镜和病理诊断相结合有助于今后对 BE 临床诊断的研究进一步提高。

（五）监测与随访[48]

鉴于BE有发展为食管腺癌的危险性，因此，应对BE患者定期随访，目的是早期发现异型增生和癌变。

随访周期：内镜检查的间隔时间应根据异型增生的程度而定。无异型增生的BE患者应每2年复查一次内镜，如两次复查都未检出异型增生和癌变，可酌情放宽随访间隔；对伴有轻度异型增生者，第一年应每6个月复查一次内镜，如异型增生无进展，可每年复查一次；

对重度异型增生BE患者应建议行内镜下粘膜切除或手术治疗,并密切监测随访。

十、治疗

治疗目标是:治愈食管炎、缓解症状、提高生活质量、预防并发症。GERD的治疗包括以下几方面[1-5]:

(一) 改变生活方式

抬高床头、睡前3小时不再进食、避免高脂肪食物、戒烟酒、减肥等生活方式的改变可能使一部分GERD患者从中受益,但这些改变对于多数患者来说并不足以控制症状。而且,目前也没有关于改变生活方式与GERD治疗的对照研究。生活方式的改变对患者生活质量的潜在负面影响尚无研究资料。

(二) 药物治疗

1. 抑制胃酸分泌是目前治疗GERD的基本方法。抑制胃酸的药物包括H_2受体拮抗剂(H_2RA)和PPI等。

(1) 初始治疗[56]

西咪替丁、雷尼替丁、法莫替丁和尼扎替丁治疗GERD的临床试验提示:H_2RA缓解轻至中度GERD症状的疗效优于安慰剂,疗效为60%~70%[57,58]。但4~6周后大部分患者出现药物抵抗,长期疗效不佳。因此,H_2RA仅适用于轻至中度GERD的初始治疗和症状短期缓解。

PPI治疗GERD的疗效已在世界各国得到认可[4]。EE患者中短期使用PPI的临床试验表明,PPI治愈食管炎及完全缓解烧心症状的速度比H_2RA更快。标准剂量的各种PPI在治疗EE方面疗效基本相同。PPI对于H_2RA抵抗的EE患者同样有效。PPI治疗EE 4周、8周的内镜下愈合率分别为80%左右和90%左右。

基于PPI在疗效和症状缓解速度上的优势,治疗EE应当首选标准剂量PPI。部分患者症状控制不满意时可加大剂量。

多项临床试验已证实,PPI对缓解NERD患者烧心症状的疗效低于EE患者,但PPI在改善症状方面的疗效优于H_2RA及促动力药[59]。对于NERD患者,应用PPI治疗的时限尚未明确,但已有的研究资料显示应当大于4周。

GERD的食管外症状如反流性咽喉炎等应用PPI治疗对大部分患者有一定疗效。

(2) 维持治疗

由于GERD是一种慢性疾病,从控制症状、预防并发症的角度来说,GERD需要维持治疗。以PPI标准剂量维持治疗,半年后随访80%以上患者仍可维持正常。

按需治疗是间歇治疗的一种,即只在症状出现时用药,持续使用至症状缓解[44,60]。

目前尚无对NERD患者进行PPI维持治疗的多中心、随机、双盲对照研究资料。已有的文献显示按需治疗对NERD患者也是有效的。

2. 促动力药物治疗

在GERD的治疗中,促动力药物可以作为抑酸药物治疗的辅助用药。

(三) 手术治疗

抗反流手术在缓解症状及愈合食管炎方面与药物治疗疗效相当。但手术并发症和死亡率与外科医生的经验及技术水平密切相关。术后常见的并发症包括腹胀（12%）、吞咽困难（6%），且有相当一部分患者（11%～60%）术后仍需规则用药[61]。研究表明，抗反流手术并不能降低食管腺癌的风险。因此，对于是否进行抗反流手术治疗，应当结合患者个人意愿及外科专家意见后做决定。

但对已证实有癌变的BE患者，原则上应手术治疗。

（四）内镜治疗

短期初步研究提示内镜下治疗可以改善GERD症状评分、提高患者满意度及生活质量，并可减少PPI用量。然而，目前尚无内镜治疗与药物治疗直接比较的数据。另外，也观察到一些少见但严重的并发症（包括穿孔、死亡等）[62]。由于内镜治疗方法还有许多问题没有解决，包括：远期疗效、患者的可接受性和安全性、GERD不典型症状是否有效等，因此，建议训练有素的内镜医生可谨慎开展内镜治疗。

伴有异型增生和粘膜内癌的BE患者，超声内镜检查排除淋巴结转移后，可考虑内镜切除术。

总之，大多数GERD患者的症状和食管粘膜损伤可以通过药物治疗得到控制。当患者对药物治疗无效时，应当重新考虑诊断是否正确。适时调整药物及剂量是提高治疗GERD疗效的重要措施之一。手术治疗和内镜下治疗应综合考虑后再慎重做出决定。

（中国胃食管反流病共识意见起草小组）

（林三仁　许国铭　胡品津）

（周丽雅　陈旻湖　柯美云）

（袁耀宗　房殿春　萧树东）

中国胃食管反流病共识意见专家组成员：北京大学第三医院（林三仁、周丽雅）；中山大学附属第一医院（胡品津、陈旻湖）；第二军医大学长海医院（许国铭、李兆申、邹多武）；中国医学科学院 中国协和医科大学 北京协和医院（柯美云）；上海交通大学附属瑞金医院（袁耀宗）；第三军医大学西南医院（房殿春）；上海交通大学附属仁济医院（萧树东）；华中科技大学同济医学院协和医院（侯晓华）；解放军总医院（杨云生）；天津医科大学总医院（王邦茂）；西安交通大学附属第一医院（罗金燕）；首都医科大学附属友谊医院（张澍田）；北京大学第一医院（刘新光）；中华医学会杂志社（游苏宁）

参考文献

1. Nimish Vakil, Sander V. Van Zanten, Peter Kahrilas et al. The Montreal Defintion and Classification of Gastroesophageal Reflux Disease: A Global Evidence-Based Consensus Am J Gastroenterol, 2006, 101(8):1900-1920
2. David Armstrong, John K Marshall, Naoki Chiba. Canadian Consensus Conference on the management of gastroesophageal reflux disease in adults Update 2004, Can J Gastroenterol, 2005, 19(1):15-35
3. Guidelines for the diagnosis and management of Barrett's columnar-lined esophagus. A Report of the Working Party of the British Society of Gastroenterology August, 2005

4. DeVault KR, Castell DO. American College of Gastroenterology. Updated guidelines for the diagnosis and treatment of gastroesophageal reflux disease. Am J Gastroenterol, 2005, 100: 190-200

5. Fock KM, Talley N, Hunt R, et al. Report of the Asia-Pacific consensus on the management of gastroesophageal reflux disease. J Gastroenterol Hepatol, 2004, 19:357-367

6. Ronnie Fass,M.D.,F.A.C.P., Joshua J. Ofman,M.D.,M.S.H.S. et al. Gastroesophageal Reflux Disease-Should we adopt a new conceptual framework? Am J Gastroenterol, 2002, 97 (8): 1901-1909

7. Armstrong D, Bennett J R, Blum AL et al. The endoscopic assessment of esophagitis: A progress report on observer agreement. Gastroenterology,1996,111: 85-92

8. Stanghellini V. Relationship between upper gastrointestinal symptoms and lifestyle, psychosocial factors and comorbidity in the general population: Results from the domestic/international gastroenterology surveillance study (DIGEST). Scand J Gastroenterol Suppl, 1999, 231:29-37

9. Dent J, EI-Serag HB, Wallander MA, et al. Epidemiology of gastro-esophageal reflux disease: A systematic review. Gut, 2005, 54:710-7

10. Bretagne JF, Richard-Molard B, Honnorat C, et al. Gastroesophageal reflux in the French general population:national survey of 8000 adults.Press med, 2006, 35：23-31

11. Ponce J, Vegazo O, Beltran B, et al. Prevalence of gstroesophageal reflux disease in Spain and associated factors.Aliment Pharmacol Ther, 2006, 23:175-184

12. Farup C ,Kleinman L , Sloan S ,et al. The impact of nocturnal symptoms associated with gastroesophageal reflux disease on health-related quality of life. Arch Intern Med, 2001, 161 : 45-51

13. Schwenkglenks M , Thomas M. Epidemiology and cost s of gastroesophageal reflux disease in Switzerland : a population-based study. Soz Praventivmed, 2004, 49 :51-61

14. Yasuhiro Fujiwara, Kazuhide Higuchi, Yoko Watanabe et al. Prevalence of gastroesophageal reflux disease and gastroesophageal reflux disease symptoms in Japan. Journal of Gastroenterology and Hepatology, 2005, 20:26-29

15. Young-Seok Cho,M.D., Myung-Gyu choi, M.D., Jeong-Jo Jeong,M.D., et al. Prevalence and Clinical Spectrum of gastroesophageal Rflux: A Population-Based Study in Asan-si, Korea. Am J Gastroenterol, 2005, 100：747-753

16. Shen L Lim, Wee Teck Goh, Jen-Mai J Lee et al. Changing prevalence of gastroesophageal reflux with changing time: Longigudinal study in an Asian population. Journal of gastroenterology and Hepatology, 2005, 20:995-1001

17. Chen M, Xiong L, Chen H, et al. Prevalence, risk factors and impact of gastroesophageal reflux desease symptoms: A population based study in South China. Scand J Gastroenterol, 2005, 40:750-767

18. 潘国宗, 许国铭, 郭慧平等.北京、上海胃食管反流症状的流行病学调查.中华消化杂志,

1999，19（4）：223-226

19．Goh KL, Chang SC, Fock KM, Ke MY, Park HJ, Lam SK. Gastro-oesophageal reflux disease in Asia. J. Gastroenterol.Hepatol，2000，15: 230-238

20．Kang JY, Tay HH, Yap I, Guan R., Lim KP, Math MV. Low frequency of endoscopic esophagitis in Asian patients. J. Clin. Gastroenterol. 1993，16: 70-73

21．Maekawa T, Kinoshita Y, Okada A et al. Relationship between severity and symptoms of reflux oesophagitis in elderly patients in Japan. J. astroenterol. Hepatol. 1998，13: 927-930

22．Lee SK, Kim MH, Han DS JW, Min YI. Epidemiologic study of reflux esophagitis in general health screening people. Kor. J. Intern. Med，1994，46:514-520

23．李兆申，徐晓蓉，许国铭等，反流性食管炎的临床特征分析，中华消化内镜杂志2005，22（5）：315-318

24．胡兆元，周丽雅，林三仁等.十年间2088例反流性食管炎临床分析.中华消化杂志，2005，25（12）：717-719

25．Isolauri J, Laippala P. Prevalence of symptoms suggestive of gastro-oesophageal reflux disease in an adult population. Ann Med，1995，27: 67-70

26．Kennedy T, Jones R. The prevalence of gastro-oesophageal reflux symptoms in a UK population and the consultation behaviour of patients with these symptoms. Aliment Pharmacol Ther，2000，14: 1589-1594

27．Haque M, Wyeth JW, Stace NH, Talley NJ, Green R. Prevalence, severity and associated features of gastrooesophageal reflux and dyspepsia: a population-based study. N Z Med J，2000，113: 178-181

28．I.Mohammed, P.Nightingale, N.J.Trudgill. Risk factors for gastro-oesophageal reflux disease symptoms: a community study. Aliment Pharmacol Ther，2005，21:821-827

29．Diaz-Rubio M, Moreno-Elola-Olaso C, Rey E, Locke GR III, Rodriguez-Artalejo F. Symptoms of gastro-oesophageal reflux:prevalence, severity, duration and associated factors in a Spanish population. Aliment Pharmacol Ther，2004，19: 95-105

30．Wong WM, Lai KC, Lam KF, et al. Prevalence, clinical spectrum and health care utilization of gastro-oesophageal reflux disease in a Chinese population: a population-based study. Aliment Pharmacol Ther，2003，18: 595-604

31．Locke GR III, Talley NJ, Fett SL, Zinsmeister AR, Melton LJ III. Risk factors associated with symptoms of gastroesophageal reflux. Am J Med，1999，106: 642-649

32．周丽雅，林三仁，丁士刚等.山东地区农民人群糜烂性反流性食管炎的发病研究.中华消化内镜杂志，2005，22(2)：101-103

33．王进海，罗金燕，龚均等.反流性食管炎的流行病学及临床研究.中华消化内镜杂志，2002，17（6）：345-348

34．D.O.Castell,J.A.Murray,R.Tutuian et al. Review article: the pathophysiology of gastro-oesophageal reflux disease-oesophageal manifestations. Aliment Pharmacol Ther，2004，20(Suppl. 9):14-25

35. Cremonini F, Talley N. Review article: the overlap between functional dyspepsia and irritable bowel syndrome – a tale of one or two disorders? Aliment Pharmacol Ther, 2004, 20(Suppl. 7):40-49

36. 方秀才，柯美云，潘国宗等.功能性胃肠病：症状重叠或一个病症？一个整群、分层、随机的流行病学调查资料分析.基础医学与临床，2005，25(增刊):226

37. 许国铭，方裕强，程能能等.质子泵抑制剂(奥美拉唑)试验在胃食管反流病中的诊断价值．中华消化杂志，2002(1)，22(1):7-10

38. 王琨，段丽萍，陈洪等.反流性食管炎与非糜烂性反流性食管酸暴露的特点比较.中国内科杂志，2005(1)，44(1):5-8

39. 薛艳、周丽雅、林三仁等.高清晰放大内镜诊断非糜烂性反流病的研究.中华内科杂志，2006，45（5):389-392

40. 梁学亚、蓝宇、贾琦宾等.反流性食管炎和非糜烂性反流病患者酸暴露与食管压力监测结果分析.中华消化内镜杂志,2006，23(1):11-14

41. 徐晓蓉、李兆申、许国铭等.十二指肠胃食管反流在胃食管反流病中的作用.中华内科杂志，2004，43(4):269-271

42. 孙晓红，柯美云，王智凤等.膈脚屏障作用及食管体部的清除功能在胃食管反流中的作用.中国医学科学院学报，2002；24（3）；289-293

43. 刘会敏，柯美云，王智凤等.非重度反流性食管炎消化间期和消化期食管运动功能探讨.胃肠病学，1997,2（1):19-22

44. 孙晓红，柯美云，王智凤等.胃食管反流病维持治疗方式的影响因素分析,中国实用内科杂志,2004,24:674-676

45. Kuster E, Ros E, Toledo-pimentel V, et al. Predictive factors of the long term outcome in gastro-oesophageal reflux disease: six year follow up of 107 patients. Gut, 1994, 35:8-14

46. Martinez SD, Malagon IB, Garewal HS, et al. Non erosive refux disease (NERD)- Acid reflux and symptom patterns. Aliment Pharmacol Ther 2003，17:537-545

47. Galmiche JP, Clause RE, Balint A, et al. Functional esophageal disorders. Gastroenterology，2006，130:1459-1465

48.. Sharma P,McQuaid K,Dent J,et al. A critical review of the diagnosis and management of Barrett's esophagus: the AGA Chicago Workshop. Gastroenterology, 2004，127:310-330

49. Egger K, Werner M, Meining A,et al. Biopsy surveillance is still necessary in patients with Barrett's oesophagus despite new endoscopic imaging techniques. Gut，2003，52:18-23

50. Lambert R,Sharma P. Paris Workshop on Columnar Metaplasia in the Esophagus and the Esophagogastric Junction, Paris, France, December 11-12 2004. Endoscopy. 2005，37:879-920

51. Paull A, Trier JS. The histologic spectrum of Barrett's esophagus. N Engl J Med, 1976, 295: 476-480

52. Massimo Rugge, Pelayo Correa, Michael F.Dixon et al. Gastric Dysplasia-The Padova International Classification. The American Journal of Surgical Pathology，2002，24(2):167-176

53. Sharma P,Morales TG,Sampliner RE,et al. Short-segment Barrett's esophagus. The need forstandardization of the definition and of endoscopic criteria. Am J Gastroenterol, 1998, 93: 1033-1036
54. Richter JE. Short segment Barrett's esophagus: ignorance may be bliss.Am J Gastroenterol, 2006, 101:1183-1185
55. Hage M, Siersema PD, van Dekken H,et al. Oesophageal cancer incidence and mortality in patients with long-segment Barrett's oesophagus after a mean follow-up of 12.7 years. Scand J Gastroenterol, 2004, 39:1175-1179
56. Weberg R, Berstad A. Symptomatic effect of a low-dose antacid regimen in reflux oesophagitis. Scan J. Gastroenterol, 1989, 24: 401-406
57. Paul K, Redman CM, Chen M. Effectiveness and safety of nizatidine 75mg for the relief of episodic heartburn.Aliment. Pharmacol. Ther, 2001, 15: 1571-1577
58. Ciociola AA, Pappa KA, Sirgo MA. Nonprescription doses of ranitidine are effective in the relief of episodic heartburn. Am. J. Ther. 2001, 8: 399-408.
59. van Pinxteren B, Numans ME, Bonis PA, Lau J. Short term treatment with proton pump inhibitor, H_2 receptor antagonists and prokinetics for gastro-oesophageal reflux disease-like symptoms and endoscopy negative reflux disease. Cochrane Library, 2003, 4
60. Bour B, Staub JL, Chousterman M,et al. Long-term treatment of gastro-oesophageal reflux disease patients with frequent symptomatic relapses using rabeprazole: on-demand treatment compared with continuous treatment. Aliment Pharmacol Ther, 2005, 21(7):805-812
61. Vakil N, Shaw M, Kirby R. Clinical effectiveness of laparoscopic fundoplication in a US community. Am. J. Med, 2003, 114: 1-5
62. Gelmiche JP, Bruley des Varannes SB. Endoluminal therapies for gastro-oesophageal reflux disease. Lancet, 2003, 361: 1119-21

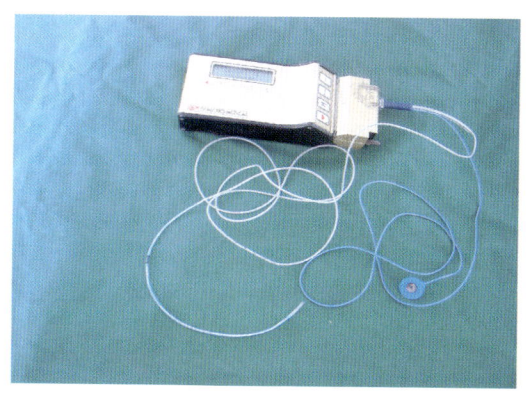

图 5-2 24 小时食管 pH 监测系统

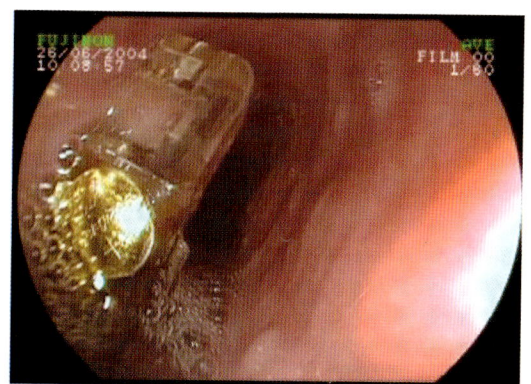

图 5-3 放置于食管壁的 Bravo 胶囊

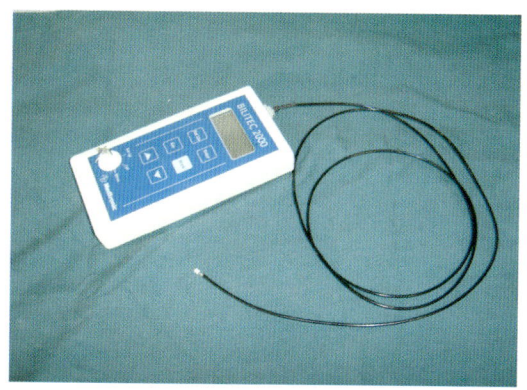

图 5-4 Billtee2000 胆汁监测系统

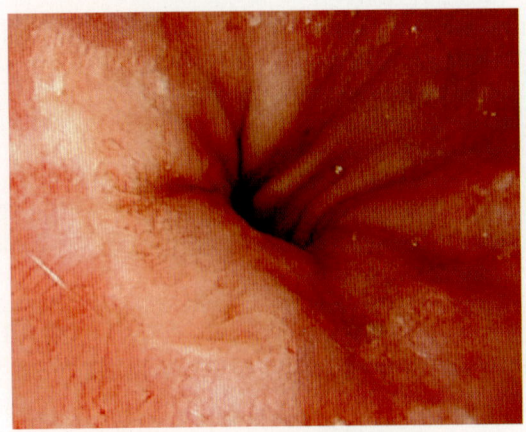

图 15-1 食管贲门正常解剖结构

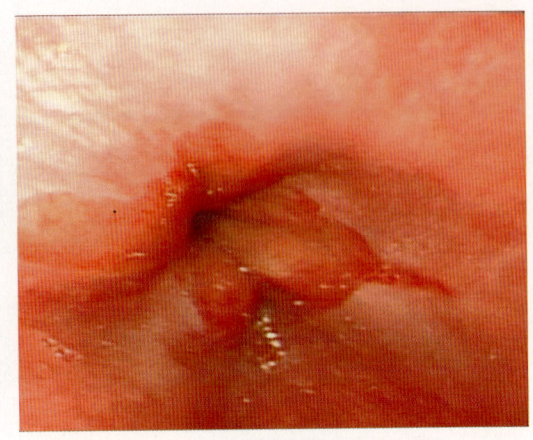

图 15-2 反流性食管炎 LA-A 级

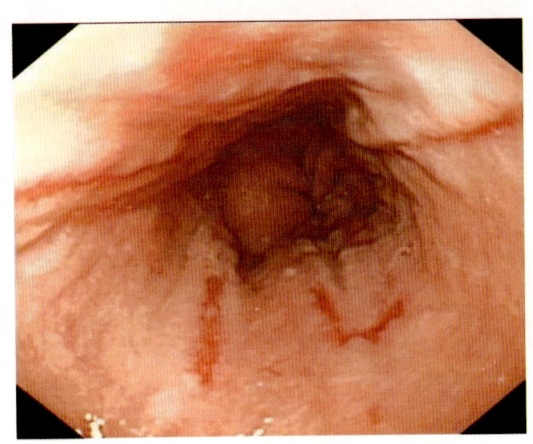

图 15-3 反流性食管炎 LA-B 级

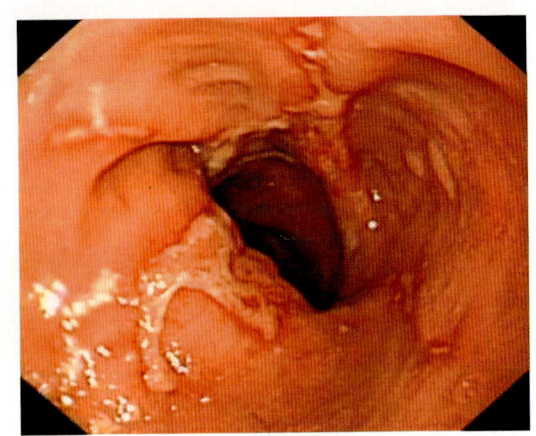

图 15-4 反流性食管炎 LA-C 级

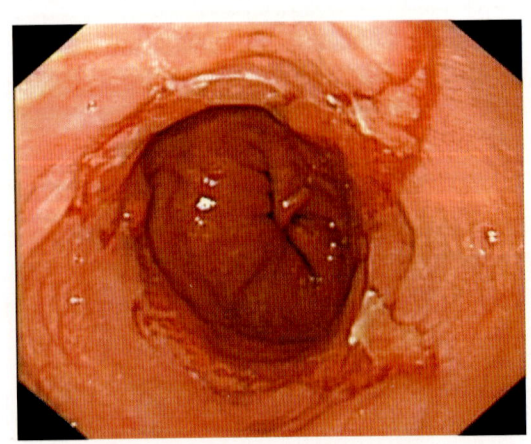

图 15-5 反流性食管炎 LA-D 级

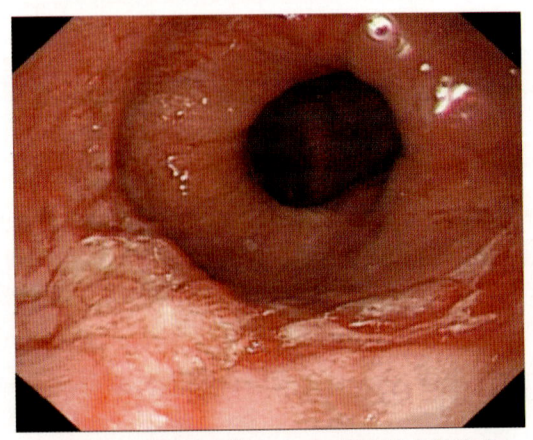

图 15-6 反流性食管炎 LA-D 级合并食管溃疡

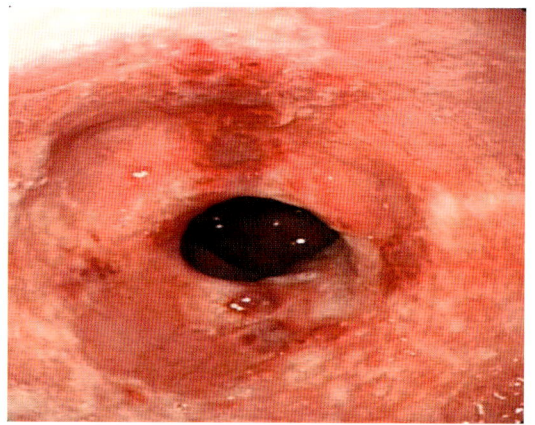

图 15-7　反流性食管炎 LA-D 级合并食管狭窄

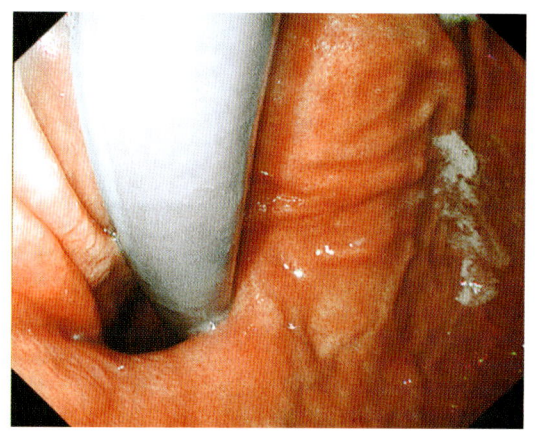

图 15-8　贲门松弛：轻 - 中度

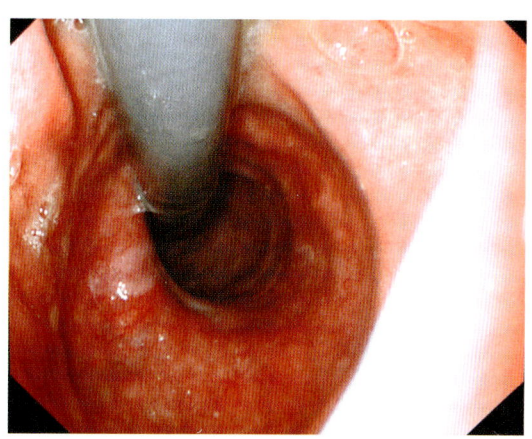

图 15-9　贲门松弛：重度

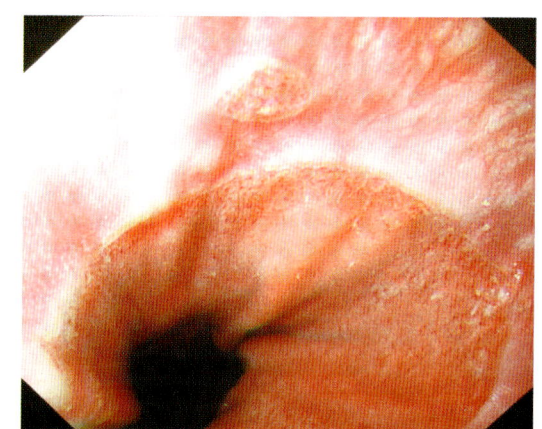

图 15-10　Barrett 食管（岛状）

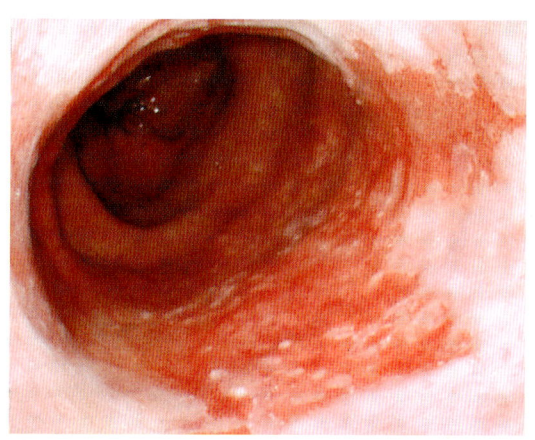

图 15-11　Barrett 食管（环周型伴食管裂孔疝）

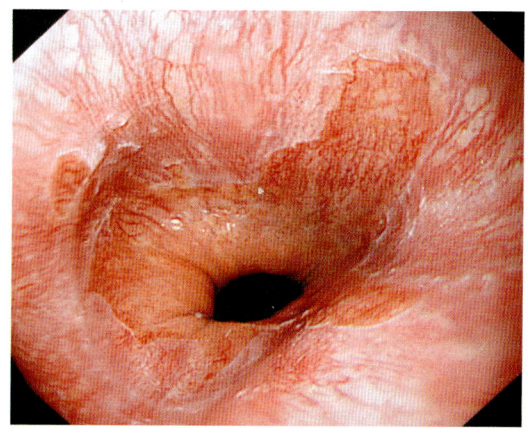

图 15-12　Barrett 食管（舌型）

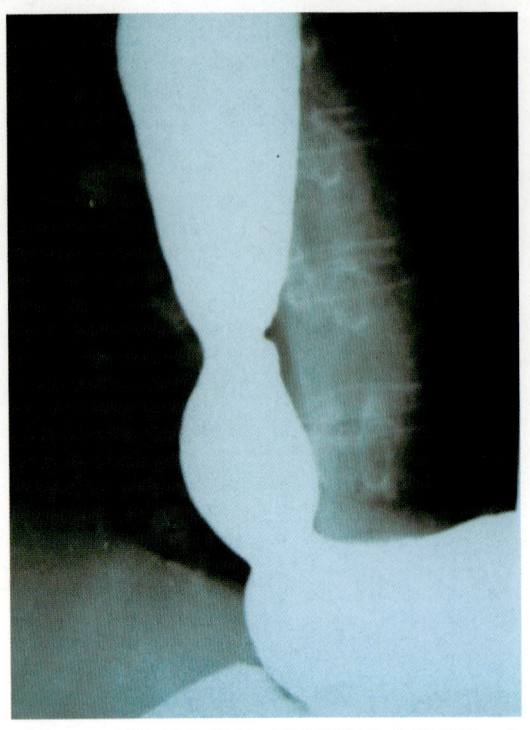

图15-13 反流性食管炎：胃内钡剂向食管反流，食管轻度狭窄

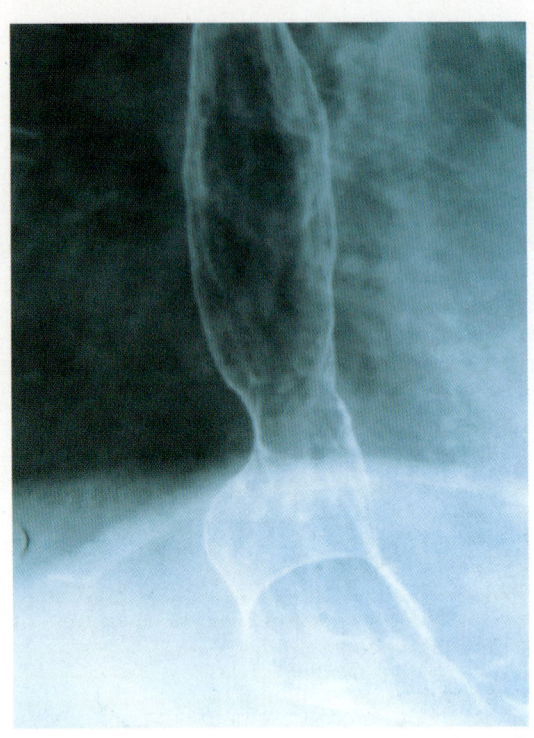

图15-14 反流性食管炎：食管下段轻度狭窄、黏膜表面粗糙

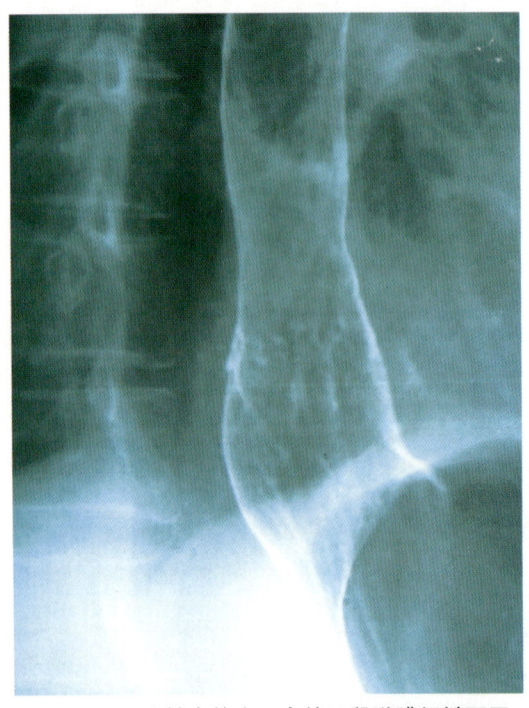

图15-15 反流性食管炎：食管下段黏膜粗糙不平

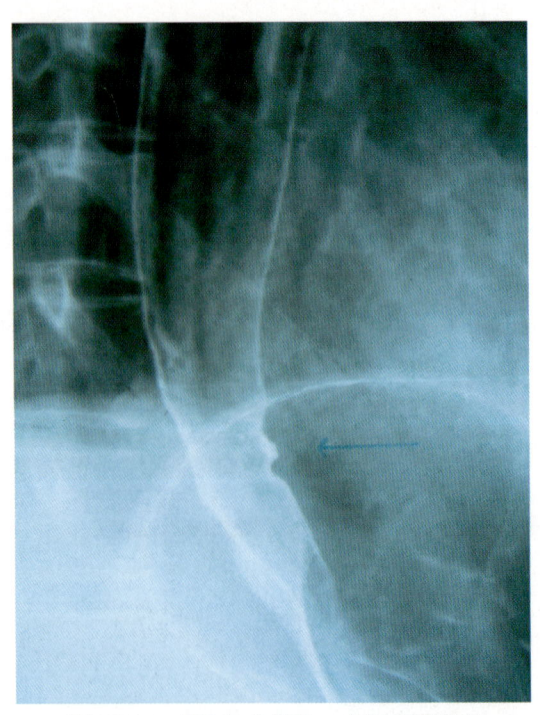

图15-16 反流性食管炎：食管下段溃疡

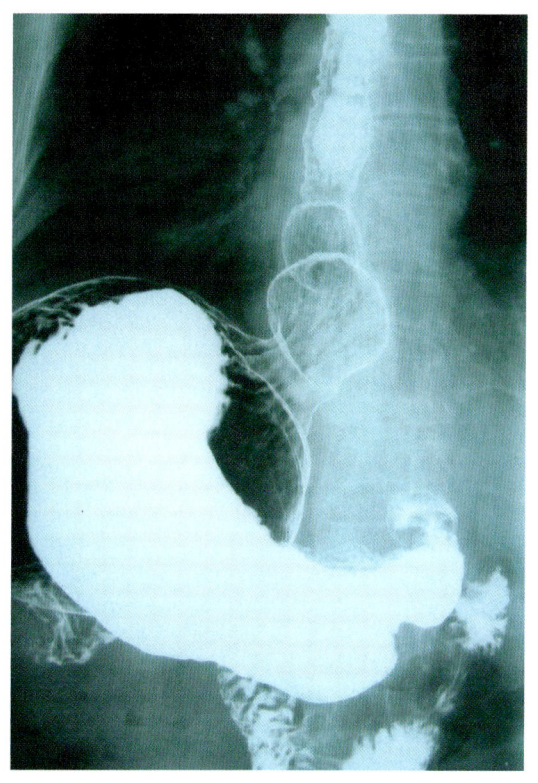

图 15-17　食管裂孔疝：短食管型

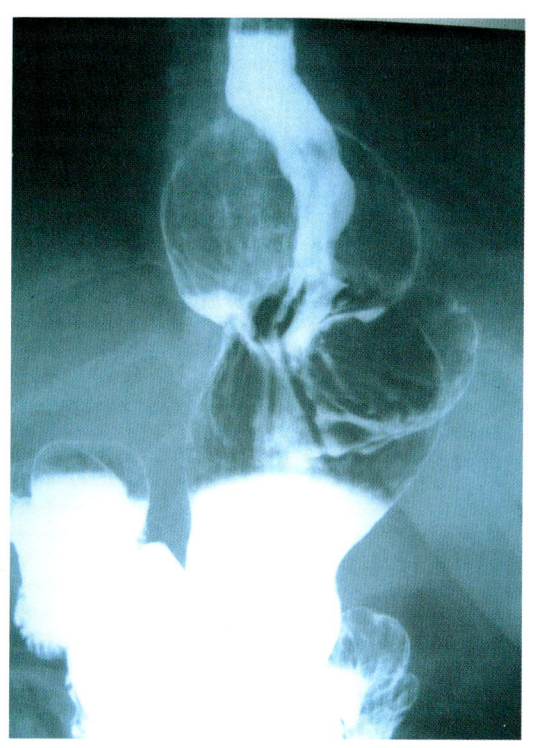

图 15-18　食管裂孔疝：食管旁型

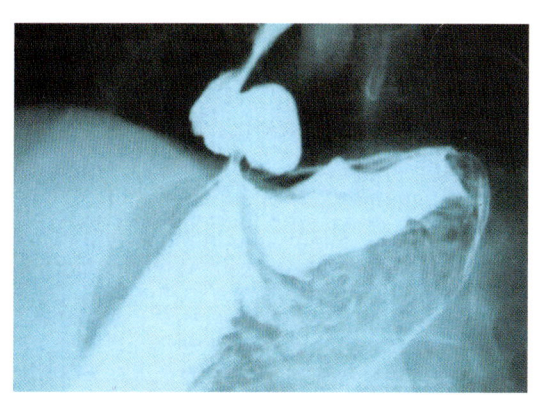

图 15-19　食管裂孔疝：混合型

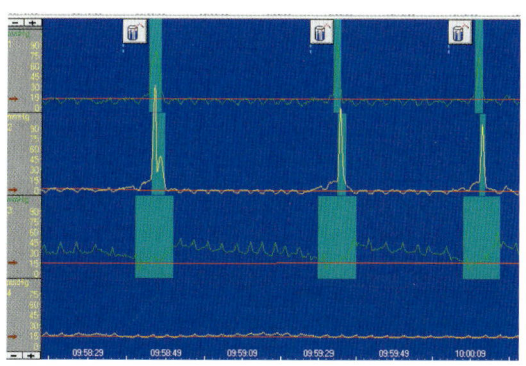

图 15-26　第三通道位于 LES，基础压正常，湿咽后松弛良好

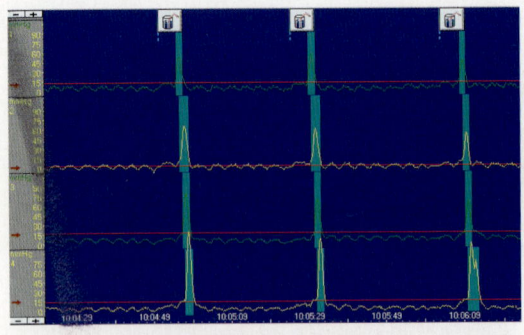

图 15-27 食管体部基础压力低于胃内压，湿咽后，出现有力的前向性蠕动波，波幅>10mmHg

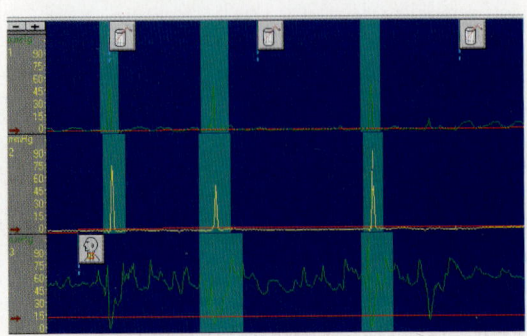

图 15-28 干咽后 UES 松弛良好

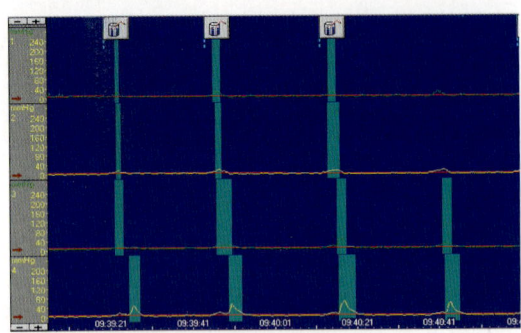

图 15-29 湿咽后，食管体部低幅收缩

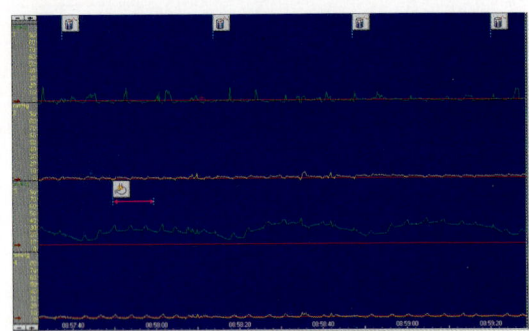

图 15-30 远端第二通道位于 LES，湿咽后 LES 松弛不完全，基础压高，食管体部前向性蠕动差

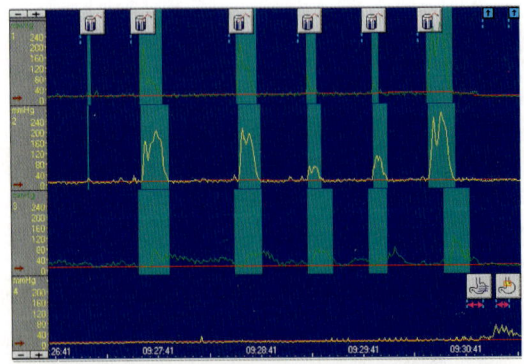

图 15-31 食管远端高幅收缩，波幅超过 180mmHg，呈同步收缩

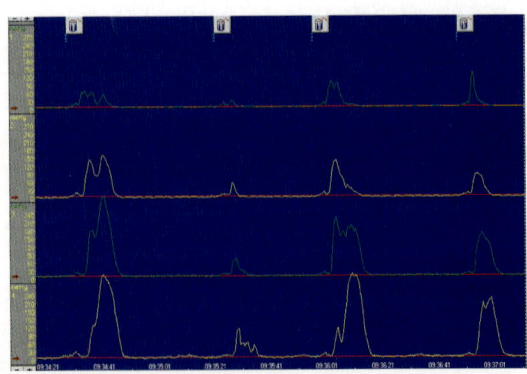

图 15-32 食管体部高幅收缩，波幅>180mmHg，蠕动呈前向性

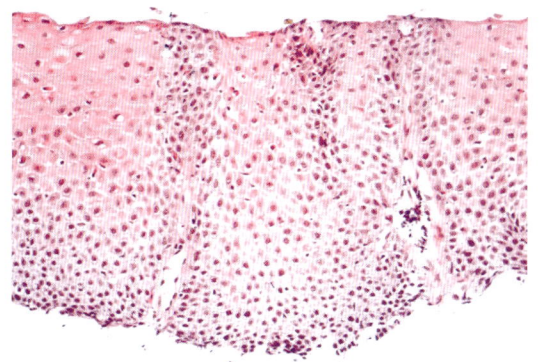

图 15-33 鳞状上皮细胞间隙不均匀扩大

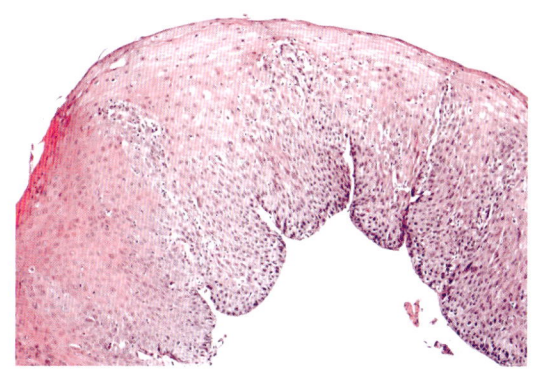

图 15-34 基底细胞增生超过上皮层厚度的 15%

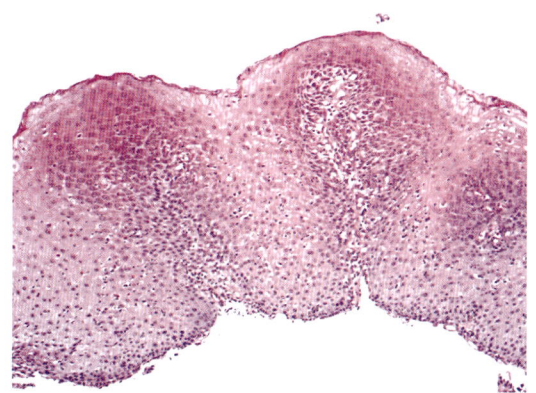

图 15-35 固有层乳头增多、伸长，达上皮表面。上皮内可见淋巴细胞及嗜酸性粒细胞浸润

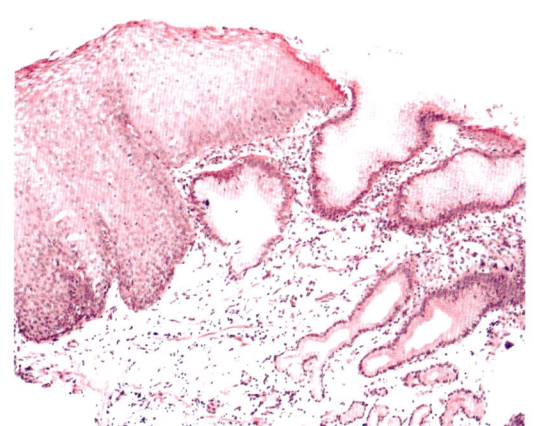

图 15-36 BE 贲门型

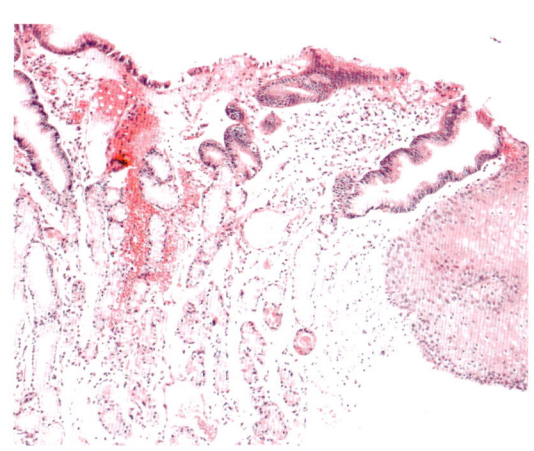

图 15-37 BE 胃底腺型

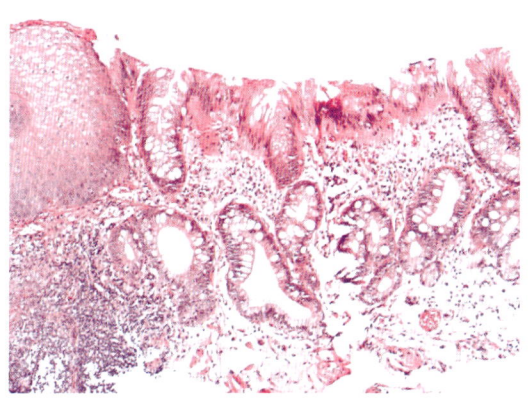

图 15-38 BE 肠化生型

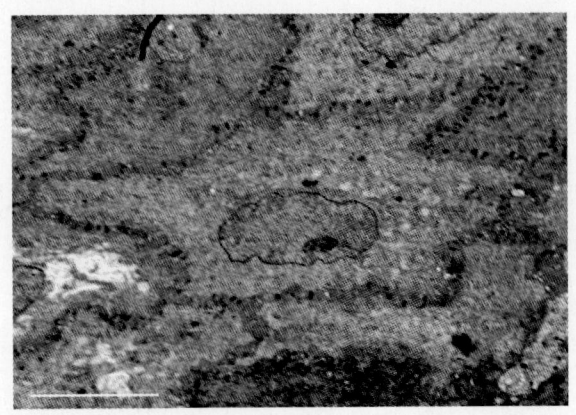

图 15-39　正常对照者食管下段鳞状上皮细胞间隙
　　×6000（左下标尺长度代表 5μm）

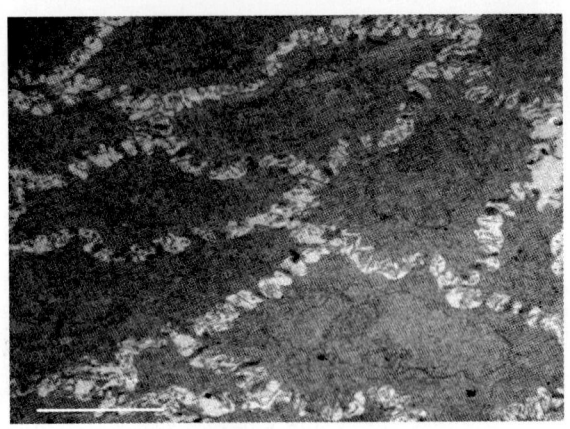

图 15-40　NERD 患者食管下段鳞状上皮细胞间隙
　　×6000（左下标尺长度代表 5μm）

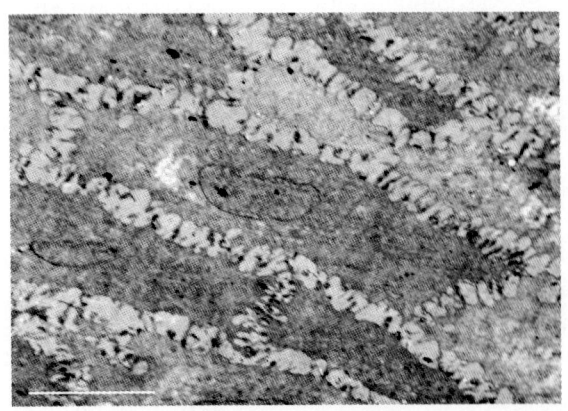

图 15-41　糜烂性食管炎患者食管下段鳞状上皮细胞间隙
　　×6000（左下标尺长度代表 5μm）